自閉スペクトラム症

「発達障害」最新の理解と治療革命

岡田尊司

GS

幻冬舎新書

593

はじめに
パラダイムシフトが起きている

身近に広がる自閉スペクトラム症

人と仲よくなりたいと思っても、自分から話しかけたり雑談を交わしたりするのが苦手という人が増えています。音やにおいなどに対して敏感で、騒々しい場所や人ごみがダメだという人も少なくありません。潔癖で、自分の決まったやり方やルールにこだわりがあり、いつも通りでないと不安に感じたり、不機嫌になったりする人もいます。自分の興味や視点にとらわれ、相手の気持ちや都合に気づかなかったり、融通が利かなかったりすることも珍しくありません。極端な考えになりやすく、少しでも嫌だと思ったものは受けつけず、仕事や対人関係が長続きしないケースにもよく出合います。

ここに挙げたさまざまな問題、対人関係やコミュニケーションから、感覚や認知、関心、行動の仕方などのさまざまな特性には、一つの共通項があります。それは、自分以外、あるいは、自分が慣れたもの以外を受け入れられないということです。そうした特性を、精神医学的に表すのが、「自閉的」という用語です。

「自閉的」とは、必ずしも人づき合いを好まず、心を閉ざすということではなく、自分と異なるものを受け入れるのに抵抗が強いということです。そして、自閉的な傾向が強く、日常生活や社会生活に支障が出る状態が、「自閉スペクトラム症（ASD：Autistic Spectrum Disorder）」です（以前は、「自閉症スペクトラム」や「自閉症スペクトラム障害」という用語が使われていましたが、訳し方が変わっただけで、同じものです）。

自閉症、広汎性発達障害、アスペルガー症候群などとも呼ばれていましたが、二〇一三年に名称が一つになりました。

現代社会の「流行病《エピデミック》」とさえ言われている

近年、自閉スペクトラム症（ASD）が大幅に増加し、一九七〇年代には一万人に一人という割合だったのが、一九九五年には千人に一人、二〇〇〇年には百五十人に一人、二〇〇八年には八十八人に一人、二〇一八年には五十九人に一人、と爆発的な増加を示しています（数字はアメリカのデータによる）。有病率で二％に迫ろうとしているわけですが、国や地域によっては、五、六％もの有病率が報告され、アメリカのシリコンバレーのように一割に達する地域もあります。

日本での有病率は児童の一・六％（二〇一七年）となっています。診断される人の割合は、年齢が上がるとともに増えていくため、アメリカに比べて決して低いとは言えません。実際、同じ児童の有病率で比べると、日本は、アメリカの約二・五倍の水準です。

おおざっぱな推計ですが、一般人口での有病率は五％に達するかもしれません。

有病率の数字は、障害レベルの状態に該当する人の割合ですので、障害レベルではないものの、そうした傾向をもつ人は、もっとたくさんいることになります。人々が全体として「自閉的」になることは、頂《いただき》の部分である障害レベルの人も増えることを意味します。「スペクトラム」とは、頂からすそ野までを連続体としてとらえる概念です。人々の多くが自閉的になることと、障害レベルの自閉スペクトラム症が増加していることは、シンクロした現象だと考えられるのです。

学校、職場、家庭生活にも広がる影響

自閉スペクトラム症（ＡＳＤ）の増加の影響は、学校や職場、さらには夫婦関係や子育

てといったさまざまな場面に及んでいます。学校では、先生の指示がわからない、周囲とペースを合わせられない、友だちができない、学校に行きづらい、ゲームやインターネットに依存するといった問題につながりやすく、不登校とも密接な関係があります。

また、ＡＳＤの子どもは、過敏さとともに、アレルギーや自律神経のトラブルを抱えていることも多く、下痢や腹痛、吐き気といった消化器症状や頭痛、肩こり、痒《かゆ》み、喘息《ぜんそく》、めまい、睡眠障害などに苦しめられることも少なくありません。それも、学校を休んでしまう要因になると考えられます。

職場では、電話応対や接客が苦手、段取りやスケジュール管理ができない、臨機応変な状況判断が難しい、リーダーシップがとれない、自分の考えにこだわりすぎる、対人関係で孤立しやすい、といった問題を生じることも多く、適応障害（環境からのストレスによって情緒・行動の症状を生じた状態）などに陥るケースも少なくありません。

本人がうまく出世した場合には、共感能力の低さやコミュニケーションが一方的になりやすいといった問題のため、パワハラなどのハラスメントの加害者になってしまうこともあります。

プライベートな関係や家庭生活では、親密な関係を育むのが苦手なため、伴侶との出会いに恵まれなかったり、せっかく結婚して家庭をもっても、気持ちを汲《く》み取ったり、それに応えたりすることがうまくできず、当人よりも伴侶のほうが次第にストレスや欲求不満をためるようになり、ときには、心身の不調や精神不安定をきたすこともあります。

近年、そうしたケースが増え、「カサンドラ症候群」と呼ばれています。ＡＳＤであっても外では問題なく仕事をこなし、表面的には「よい旦那様」「素晴らしい奥様」と見える場合もあり、伴侶が味わっている苦痛がなかなかわかってもらえないことも多いのです。

急増の背景とパラダイムシフト

長年信じられてきた定説では、自閉スペクトラム症は、遺伝要因が八割にも達する先天的な障害とされてきました。しかし、二、三十年の間に、有病率が目に見えて上昇しており、遺伝要因の強い障害という前提に疑問符がつき始めています。

たとえば、自閉スペクトラム症の有病率は先進国ほど高く、アフリカや南米などでは、非常に低いのです。近代化した生活における何らかの要因が、増加を引き起こしているのではないかと疑われています。

環境要因としては、①薬物や重金属など物質的要因、②晩婚化、③分娩時のトラブルなど産科的要因、④虐待やネグレクトなどの養育要因、⑤情報環境、などが影響している可能性があります。これらは、近代的な生活と結びつきの強いものばかりです。長年、環境要因の関与が疑われながら否定され続けてきましたが、もはや否定しきれないところに来ています。

いまでも遺伝要因一辺倒の専門家もいますが、新しく出版された専門書ほど、環境要因に関する記述が増え、多くのページが割かれるようになっています。

何が原因であるかということは、治療を考えるうえで、とても重要です。遺伝要因によってほぼ決定されるという従来の考え方に従えば、障害そのものを治療することは困難で、障害を受容し、障害に合わせて暮らすしかないということになりますが、環境要因が発症や悪化の原因ということであれば、そうした要因を取り除くことがまず重要ですし、そのための対策も考えられるわけです。

今日では自閉スペクトラム症は、多数の要因が重なり、それがある限界を超えたときに発症する多因子の障害だと考えられるようになっています。遺伝要因も一部には関与するものの、それだけで発症するわけではなく、いろいろな要因が重なることで発症に至るのです。

発症も、ゼロか百かというものではなく、出ている症状、出ていない症状がさまざまな組合せで表れ、その程度も一人一人違っています。スペクトラムという言い方は、無数の組合せや段階があるということを示しているのです。

治療領域でも革命が起きている

自閉スペクトラム症の概念自体にパラダイムシフト（常識とされてきた基本概念の転換）が起きるとともに、それは治療の分野にも及ぼうとしています。いまや遺伝子さえも、環境的な働きかけによって変えられると考えられています。機能的な障害は、トレーニングによって大幅に改善できますし、早い段階でトレーニングを行えば、完全に回復することさえも可能になろうとしています。

「障害」という言葉につきまとう、固定した困難という先入観が、改善の可能性を阻んでいるとも言えるのです。自閉症スペクトラム障害から自閉スペクトラム症に名称変更されたのも、「障害」という言葉からイメージされる否定的な呪縛や誤解から解放されるためでもありました。

自閉スペクトラム症の治療において、いまや革命的とも言えるほど大きなブレークスルーが起きています。それも、一つの方法から可能性が開けたというよりも、いくつもの突破口が同時並行的に開かれ、分厚かった壁を粉砕しようとしています。

本書では、日進月歩で開発が進んでいる治療のためのアプローチについて、かなりの紙数を割いて紹介しています。一つ一つのアプローチには、それぞれ学ぶべき点や自閉スペクトラム症以外の問題の改善にも役立つ、さまざまなヒントが盛り込まれています。そうしたノウハウを、ぜひ活かしていただければと思います。

自閉スペクトラム症／目次

DTP 美創

第一章　自閉スペクトラム症に気づく

発見は早いほどよい

自閉スペクトラム症（ASD：Autistic Spectrum Disorder）は、注意して観察しなければ問題に気がつかない比較的軽度な状態から、かつて「自閉症」と呼ばれた重度な状態までを含む、幅広い概念です。重いケースでは早くから発達の遅れがみられるため、気づきやすいですが、軽度なケースほど見逃してしまいやすいと言えます。

幼児や低年齢の児童の場合、できるだけ早く診断し、療育（発達のためのトレーニング）を開始することが良好な回復につながるため、気になる症状があれば、一日でも早く診断を受け、療育を開始することをお勧めします。確定診断がつかない場合でも、様子をみるのではなく、積極的に働きかけを行うことが大事です。障害が明らかとなって、診断が確定してからでは遅い場合もあります。

こうした対応がいまでは徹底され、健診のたびに何か問題がないか、保健師や臨床発達心理士が注意を払うようになり、早期発見につながっています。ただ、ときには希望的観測で、「もう少し様子をみましょう」ということになり、半年、一年、時間をロスしてしまうこともあります。家族としては、できれば障害があるとは思いたくなく、発達の遅れを指摘されても、対応を先延ばしにするという場合もあります。しかし、判断を迷う場合は、むしろ疑って行動するということが、この問題については大切です。

ここで気をつけてほしいのは、早期の診断は、良好な回復のためだということです。診断だけがなされ、必要な療育がなされないならば、意味がないどころか害になりかねません。自閉スペクトラム症と診断されることで、母親がショックのあまりうつになり、必要なケアができなくなってしまうという場合もあります。

低年齢の段階では、決して固定した障害ではなく、さまざまな可能性がある状態だと理解したほうがよいでしょう。告知する側も、未来が確定したように受け止められる言い方はせず、いまでは療育やかかわり方によって、遅れている部分を取り戻すことが可能になっていることを伝えてほしいと思います。

発達の遅れがみられたA君の場合

A君は難産の末に、吸引分娩で生まれました。目の大きな可愛い赤ちゃんでしたが、視線が合いにくく、母親が抱っこしても自分から抱きついてこないので、丸太を抱いているようだったと言います。神経質で、よく泣き、世話をするのが大変でした。話しかけても上の空で、こちらをなかなか見てくれません。光るものに興味があるのか、天井の明かりばかり見ていたそうです。歩き出すのもやや遅く、言葉もなかなか出ませんでした。

一歳半健診のときに、少し遅れていると言われましたが、もう少し様子をみましょうということになりました。しかし、二歳になっても言葉が出ず、不安になったお母さんは発達外来を受診し、検査の結果、社会性や言語に遅れが目立ち、運動や認知の面でも、やや遅れが認められると告げられたうえ、すぐに療育を始めることを勧められたのです。

市の療育に加えて、専門機関でのトレーニングを受け、そこで指導された方法で家庭でもトレーニングを続けた結果、小学校に上がる頃には、社会性や言語の面では、ほぼ遅れを取り戻すことができました。

言語的、知的遅れがみられるカナータイプ

A君のように言語的な遅れや発達全般の遅れが目立つタイプは、アメリカの精神科医レオ・カナーが最初に報告したことから、「カナータイプ」と呼ばれます。適切なトレーニングを行わないと、コミュニケーションや社会性、知能に重い障害が残りやすいタイプです。同じ行動を繰り返したり、一つのことにしか関心がなかったり、過敏だったりといっ

た症状も強くみられることが多く、決まりきった生活パターンを繰り返している範囲では安定していますが、それが少しでも乱されると、パニックを起こしやすいのです。

回復が非常に難しいとされてきましたが、後で紹介するように、ブレークスルー（突破口）となるアプローチが見《み》出《いだ》され、予後は格段に改善しています。中には、まったく健常な子どもと変わらないレベルにまで回復するケースもあります。

軽症の場合は見逃されやすい

発見が遅れやすいのは、運動や言葉の発達に遅れがみられないケースです。学童期に不適応を起こして、ようやく気づかれることが多く、中には大人になっても気づかれないまま放置されているケースも少なくありません。

自閉スペクトラム症についての認識があまりなかった時代には、知的遅れなど、目立った発達の遅れがないケースは、ほとんど診断から漏れ、いまでは五十代、六十代に達していることも多いのです。約三分の二から四分の三のケースが見逃されていると言われています。昇進して、リーダーシップが求められたり、結婚してより深いコミュニケーションが求められるようになって、初めて問題の存在が浮かび上がることもしばしばです。

また、女性のほうが元々応答性や社会的スキルが高いこともあり、ＡＳＤの症状があっても、男性よりマイルドなことも多く、気づかれにくいのです。

見逃された多くのケースは、問題が表面化しないまま暮らしている場合もありますが、少なからぬケースが何らかの困難を抱え、別の診断をつけられています。多いのは、「適応障害」「うつ」「不安障害（社交不安障害や強迫性障害も含む）」、回避性などの「パーソナリティ障害」です。最近は、「ＡＤＨＤ」と診断されているケースも目立ちます。

成績優秀だが、友人とのコミュニケーションで躓《つまず》いたＢ君

Ｂ君は、幼稚園に上がるまで、特に発達上の問題を指摘されることもありませんでした。好奇心が旺盛で次々と新しいことを知りたがり、覚えがよいので周囲も驚くほどでした。ところが、幼稚園に通い始めると、母親と離れることへの不安が強く、同年代の子どもとなかなか一緒に遊べませんでした。運動も苦手で、かけっこはいつもビリ、お遊戯やダンスのときは他のことをしていました。

小学校入学後も特定の友だちができず、話にもうまく入っていけませんでした。先生からの指示を聞いていないことも多く、学校からの配布物もまったく管理できなかったと言

います。それでも、テストの成績は優秀でした。将棋が得意で、大きな大会で入賞したこともありました。

中学受験をして難関校に進学しましたが、学校になじめず、その頃から母親への暴力がみられるようになったのです。結局、公立中学に移りましたが、そこも合わず、不登校になってしまいます。

筆者のもとにやってきたときは、通信制高校に在籍していましたが、すっかり自信をなくし、ゲームに溺れることで気を紛らわしている状態でした。音やにおいへの過敏さや頻尿のため、年に数回ある授業や試験を受けることさえ困難でした。

そこで、過敏さを改善する治療やカウンセリング、ＳＳＴ（社会技能訓練）に取り組みました。この頃初めて、自分の関心と他者の関心は異なり、他者の関心にも興味を示さないと、誰も相手にしてくれないことを知ったと言います。徐々に明るさと自信を取り戻し、自らの意思で大学受験にチャレンジしました。驚いたことに、誰も期待していなかった難関大学に合格。その大学で初めて友人ができたのです。いまは彼女がほしいということでした。

言葉や知的遅れのないアスペルガータイプ

Ｂ君のように、言葉の遅れや知的能力の低下がないＡＳＤを、「アスペルガータイプ」や「アスペルガー症候群」と呼びます。アスペルガータイプは、理屈っぽかったり、口が達者だったりして、コミュニケーションの問題に気づかれにくい場合もあります。しかし、よく観察すると、話が一方通行で、独演会になってしまい、本来のコミュニケーションになっていないことがわかります。症状は比較的軽度ですが、同じ行動パターンや狭い関心へのとらわれがみられたり、過敏な傾向があったりします。

知的能力や記憶力が優れている場合には、成績は問題ないか、むしろ優れているというケースもあります。社会的スキルの面でも、状況に応じた受け答えを覚え、場面に応じていくつかの会話パターンを使い分けることで、何とかボロを出さないようにしていたりしますが、やりとりがぎこちなかったり、かみ合わなかったりします。

自分の考えややり方に頑固なこだわりをもち、絶対に曲げないといった点は、得意な領域の専門家として成功や信頼を得ることにつながる場合もありますが、身近で接している人にとっては、やりにくい面をもっていると言えます。

また、せっかく難関校に入学したり、一流の大学や大学院に進んだのに、コミュニケーションや社会的スキルの点でうまくなじめなかったり、就職に躓いたりというケースが昨今、多くなっています。

適切な自己理解が救いとなることが多い

ＡＳＤを抱えた多くの人が、自分自身や自分が生きている世界に対する違和感をもち続けています。生きることが、心地よさや楽しさよりも、苦痛や不安に満ちた体験として感じられることが多いのです。そんな漠然とした生きづらさを誰とも共有できず、ひとりぼっちで苦しんでいます。うまくいかないことで自分を責めたり、自己否定に陥っていることもしばしばです。

なぜ自分は人とうまくやれないのか、なぜ人は自分をわかってくれるどころか、蔑んだり、仲間外れにしたりするのか。それは、自分が誰からも愛されない、不愉快な人間だからなのか。嫌われて当然の、性格の悪い人間だからなのか――。自我に目覚めた頃から、そんなふうに思い続けてきたことへの、一つの明白な答え、もちろんそれはその人の特性の一部に過ぎないにしても、長年の苦しみの原因となってきた特性について、その正体を知ることは、多くの場合、救いとなります。

ただ、そのことを知らせるタイミングは、一方的なものであってはならないでしょう。自分の特性に向き合う時期というものがあります。本人が知りたいと望んだとき、それに対する一つの答えとして伝えるというような相互的なかかわりの中で、診断が伝えられれば、本人も受け入れやすく、その後の成長にもつながるように思います。そのときが来るまでは、得意・不得意の特性として理解するほうが、害がないですし、現実にもマッチしています。

偏見から守るためにも

自分やわが子が「障害」と診断されることに、衝撃や抵抗を覚えることは当然です。特にみんなと同じでないことが、すぐにからかいや排除のきっかけとなり、みんなと違うということに強い不安や警戒心をもってしまう社会では、「障害」に対するネガティブなイメージが強いと言えます。障害に対する理解が進んだとは言え、障害を蔑みの代名詞のように使う場面に、いまでもしばしば出くわします。

ただ、そうした愚かな偏見や無知に打ち克《か》ち、正しい理解を広めていくためにも、まず自分自身や身近な存在が、その人が抱えている困難をきちんと理解し、受け止めていく必要があります。その人自身や家族が「障害」に怯えているとしたら、それはつまり偏見の側にいるということです。その状況を脱して、ありのままの現実を受け止めるということが、まず出発点となります。

ＡＳＤに対する偏見や誤解が、しばしば過酷なイジメや迫害につながりやすかったのは、ＡＳＤの特性が、性格や人格の問題と同一視されてきたからです。過敏さにしても、同じ行動パターンへのこだわりや融通が利かない傾向にしても、また相手の気持ちや場の空気を読み取るのが苦手な点にしても、自分勝手であるとか頑固であるとか思いやりがないといった性格的欠点として受け取られ、人格の問題であるかのようにみなされやすかったのです。

すれ違っても挨拶もしないとか、話しかけても返事もしない、こちらが困っていても協力してくれないといったことが悪気なく起きてしまうこともあります。そんなとき、どういう特性がそういう反応につながってしまうのかを知っていれば、受け入れやすいと言えます。しかし、特性についての知識がないと周囲に無用のストレスを生み、それが周りからの反発や否定的評価、イジメにもつながるのです。その意味でも、特性についての知識と理解を広めていくことは、偏見や否定的評価、さらにはイジメを防ぐことにもつながるでしょう。

「障害」という言葉が生む混乱

さらに、冒頭でも少し触れましたが、「障害」という用語自体の問題もあります。現在、障害という用語は、いくつかの異なる意味で用いられ、そのため混乱を生じています。英語で言えば、「ディスオーダー（disorder）」も、「ディスアビリティ（disability）」や「ハンディキャップ（handicap）」も「障害」と訳されます。混乱の要因は、一時的な病気にも用いられるdisorderと、固定した障害に用いられるdisabilityが、同じ「障害」という言葉で括られていることです。

そこで最近は、disorderを「～症」という訳語に改める方向に進んでいます。「自閉症スペクトラム障害」という訳語が「自閉スペクトラム症」に改められたのも、そうした動きに伴ってです。

自閉スペクトラム症は、決して固定した障害ではなく、子どもの頃にASDと診断されても、成人した段階で二割程度の人が診断に該当しなくなります。療育や発達トレーニングが発展すれば、その割合はさらに上がることでしょう。

「自閉症」の歴史

ここで、ＡＳＤという概念が、どのようにして生まれ、今日の形に成立したのかを簡単にたどっておきましょう。歴史を知ることは、しばしばいま何が起きているのかを理解する助けとなります。

ＡＳＤの診断概念の原型は、第二次世界大戦前にオーストリアのウィーンで生まれました。第一次世界大戦で敗戦国となったオーストリアは、経済的にも社会的にも混乱を極めていましたが、その中で目立つようになっていたのが、子どもたちの問題でした。ウィーンでは、先進的な療育のための専門機関（治療教育診療所）が開設されましたが、そこで働く医師たちは、他の子どもと歩調を合わせられない一部の子どもたちに対して、治療教育を施そうとしていました。

その中に、医師のゲオルク・フランクルと心理学者のアンニ・ヴァイスがいました。二人は、「空気が読めない」自閉的な子どもの支援を行い、論文も書いています。二人が強調したのは、そうした子どもたちの社会性の乏しさを、善悪観念の欠如といった反社会性と同一視してはならないということでした。

しかし、一九三八年、ナチスがオーストリアに侵攻し、政権を掌握すると、事態は一変します。ナチスは、体制に反抗的な存在を反社会的な精神病質者とみなし、社会から排除しようとします。児童についても、自閉的で周囲と協調しないことが、生まれもった矯正不能の特性とみなされるようになります。治療教育診療所は、療育の機関というよりも、子どもを選別する機関に変質していきます。

フランクルとヴァイスの二人はユダヤ人であったため、アメリカに逃れます。彼らを支援したのが、先にアメリカに渡り、児童精神科医として名をなしていたレオ・カナーでした。カナーもオーストリア出身だったのです。カナーは二人と親交をもち、彼らの研究からも学びながら、自閉症の概念を練り上げていきます。カナーが小児自閉症の論文を発表したのは、一九四三年のことです。

一方、彼らがウィーンを去った後、ナチスの支配下で後を引き継いだ医師の中で頭角を現したのが、ハンス・アスペルガーでした。彼は、協調性に欠ける子どもたちを診断するのに、「自閉的精神病質」という概念を提唱しました。こちらのほうがカナーの論文より先で、一九三八年の講演においてでした。

精神病質という用語には、遺伝要因の強い、先天的な素質という意味があり、改善が不能であるということを同時に意味しました。ドイツ語の「プシコパート」、英語の「サイコパス」は、精神病質者の意味です。ナチスの支配下で、精神病質者と診断されることは、社会不適合とみなされるだけでなく、死を意味しました。そうした診断のもと、二十万人もの人が根絶プログラムによって殺害されることになります。子どもも、改善が困難と判定されると、特別の病棟に収容され、ろくに世話もされず、薬物によって殺害されました。その数は五千人から一万人に上ったのです。

そうした忌まわしい歴史的背景から、精神病質という言葉は用いられなくなっていたのですが、昨今、脳科学者などが「サイコパス」という言葉を安易に用い、また多くの人がそれを素朴に信じているのを目にすると、歴史は繰り返すという言葉が脳裏をよぎり、ぞっとする思いになります。

アメリカに渡ったフランクルやカナーは、養育要因などの環境要因を重視しました。実際、当時のウィーンでなぜ社会性に問題を抱えた子どもが目立つようになっていたのかを考えるとき、第一次世界大戦で敗戦国となった混乱の中、親を失い、ろくに世話もしてもらえない子どもたちが巷《ちまた》にあふれていた社会状況がまったく無関係だとは言いがたいでしょう。しかし、ナチスは、心理社会的要因に蓋をするため、遺伝要因の強い生まれつきの素質という概念を利用し、彼らを排除、抹殺しようとしたのです。

皮肉なことに、その後の研究で、自閉症は遺伝要因が強いことが明らかとなります。その根拠とされたのが、双生児研究という方法によって求められた遺伝率の高さです。ナチスの精神医学が得意としたのも、この双生児研究で、精神病質が先天的なものであることを裏づける根拠ともされました。

実は近年になって、この双生児研究には大きな問題があることがわかってきました。養育環境が、遺伝要因と区別できず、一緒くたに計算されてしまうなど、さまざまな方法的欠陥があり、遺伝要因が高く見積もられてしまうのです。この半世紀、信じられてきた遺伝率は、実際には半分以下である可能性さえあります。しかし長年、双生児研究の結果は動かしがたい事実とされてきたので、誰もそれに逆らえなかったのです。

カナーも自らの養育要因説が間違いだったと認めます。と同時に見直されたのが、アスペルガーの「自閉的精神病質」でした。遺伝要因が強いとした点において、アスペルガーは正しかったことになるからです。ただし、逆転劇はまだ続くことになります。それについては別の章で扱います。

カナータイプの自閉症も、アスペルガーが報告した、知的遅れはなく、むしろ理屈っぽく、大人のような口の利き方をする子どもたちも、他人の心を汲み取り共感するという能力において、共通する欠陥を抱えていると考えられるようになりました。こうして生まれたのが「自閉スペクトラム症」の概念です（当初、「広汎性発達障害」という診断名が用いられました）。一九八〇年代のことです。

診断から漏れた世代・中高年に潜在するＡＳＤ

ＡＳＤと診断されている人の七割は、十四歳未満の子どもだとも言われています。それは、ＡＳＤが子どもに多い障害だということでは決してありません。子どもはいずれ大人になりますが、幼い頃自閉症と診断された子が診断から外れるケースよりも、小さい頃見逃されていたケースが大人になってから診断されることのほうが、ずっと多いのが現実です。

つまり、成人の有病率は、児童の有病率と比べて下がるわけではなく、一般人口での有病率は、診断されている児童の有病率よりも高いのです。ところが、実際に診断されている成人のＡＳＤの割合は、児童の四分の一にも満たない。つまり、少なくとも四分の三は、見逃されていることになります。

一九八〇年代以前には、知的障害や言葉の遅れを伴うカナータイプの自閉症は障害として診断されていたものの、知的障害や言葉の遅れも目立たない状態に対しては診断概念さえなかったのです。そのため、特に課題のある状態として気づかれることもなく、そのまま大人になり、いまや中高年、そして老年になろうとしている人たちが、何百万人もいるということになります。

この世代は、診断から漏れた世代だと言えます。それでも何とか社会に出て自活し、それなりに活躍し、中には大成功を収めた人もいて、それぞれに人生を送ってきたわけですが、その一方で自分の生きづらさの正体は何かという問題に、退職を迎える年が近づいて直面する人も少なくないのです。

三十年以上放置されてきた「ひきこもり」男性

五十代になって、ようやく相談に訪れるというケースも稀《まれ》ではありません。ある男性もそうした一人でした。大学を卒業したものの、社会に出られないまま、もう三十年以上ひきこもりの生活が続いていました。これまでもいろいろな医療機関や相談機関に行ったということですが、改善につながらないまま、最近では家族も諦めて、放置していました。

最後の望みを賭けて、筆者のところにやってきたのです。

学校でもひとりぼっちでいることが多く、休みがちになったこともありましたが、どうにか大学を卒業するところまではこぎつけました。しかし、就職という段になって躓いたまま、長い歳月が経過してしまったのです。家族にも、「ひきこもり」という認識はあったものの、その原因については、はっきりとした結論もないまま、診断も治療も行われてきませんでした。

訪れたときは、うつむきがちに、人生が八方ふさがりだと小声で述べるのがやっとで、希望を失っていました。経過や検査の結果からＡＳＤだと診断し、治療を開始するとともに、人と接し、話をするためのリハビリテーションもかねて、カウンセリングを導入しました。カウンセラーにもサポートしてもらいながら、就労支援施設につないでいきました。半年ほどで見違えるほど元気になり、失った年月の分まで取り戻そうと意欲的になっています。

もちろん、いくつであろうと回復のチャンスはありますが、年が上がるほど可能性が狭められてしまうことは否めません。もっと若いうちにわかっていれば、できることも一杯あったのに、と悔しい思いをするのは誰よりも本人です。

不適切な診断と治療は改善を邪魔する

ＡＳＤの人では、過敏性のために不安や緊張が強く、ネガティブな体験にとらわれたり、フラッシュバックに苦しめられたり、睡眠障害に悩むことも多いと言えます。症状だけで診断して安易に薬物療法に頼ると、抗不安薬などに依存しやすく、薬を止《や》められなくなってしまうこともしばしばです。

また、ＡＳＤを見落とされ、ＡＤＨＤによるものと誤診されて、中枢刺激薬などを投与された場合、かえって過敏性が悪化したり、不安や抑うつの症状が長期的に強まってしまう場合もあります。

薬物療法は、適切に行われれば大変有用な場合もありますが、そうした場合にも効果が常に期待できるとは限らず、限界があることを知っておくべきでしょう。むしろ、本当に必要なのは心理社会的サポートです。

青年・成人のケースも、かつて考えられたように、回復困難な障害ではなくなりつつあります。発達障害というと固定した障害と考えられがちでしたが、近年そうした壁は破られつつあります。

脳は、高い可塑性（機能的、構造的に変化する性質）をもつ器官です。脳梗塞で歩けなくなったり、うまくしゃべれなくなったようなケースでも、リハビリを行うことですっかり回復する場合もあります。血管が詰まり、脳細胞が壊死《えし》を起こすような状態に比べれば、ＡＳＤは、ずっと希望がもてる状態です。トレーニングによって、機能を改善することが可能になってきています。

そのためにも、できるだけ早く適切な診断を受けることが求められます。

では、どういう症状が自閉スペクトラム症を疑う目印になるのでしょうか。特徴的な症状や診断について、次章でみていくことにしましょう。

第二章
自閉スペクトラム症の症状と診断

診断基準の概要

国際的にもっとも影響力をもち、臨床でも、学術領域でも広く使われているアメリカ精神医学会の最新の診断基準DSM－5では、自閉スペクトラム症の診断は主に症状と経過によって行われます。

症状は大きく「社会的コミュニケーションの障害」と「限局された反復的行動」に分けられ、両方が認められることが必要です。

社会的コミュニケーションの障害としては、次の三つの症状が必須とされます。

①相互的関係（応答性）の障害
②非言語的コミュニケーションの障害
③社会的スキルの乏しさ

限局された反復的行動としては、次の四つの症状のうち、少なくとも二つが当てはまることが診断には必要です。

①同じ行動パターンを繰り返す
②決まった行動や考え、習慣へのこだわり

③特定のものに対する強い興味
④感覚の過敏さ、または鈍感さ

また、症状が発達早期（幼児期）から存在していることも必要とされますが、軽度な場合には、周囲から求められるレベルが高まって初めて問題が明らかとなる場合もあります。さらに実際の生活で困難が生じていること、また知的能力の障害や全般的な発達の遅れによっては、うまく説明できないことが要件となります。

では、それぞれの症状について詳しくみていきましょう。

（1）社会的コミュニケーションの障害

①〜③の三つの症状が必ず認められることが、診断には必要です。

①相互的関係（応答性）の障害

自閉スペクトラム症に特徴的な症状の一つは、コミュニケーション自体が乏しいことですが、必ずしもそうでない場合もあります。コミュニケーションの量よりも、もっと決め手となるのは質的な特性です。それは、相互応答性が欠けるという点です。

本来のコミュニケーションは、相手の反応に応じて、やりとりするという相互応答性を備えています。ところが、自閉スペクトラム症の場合には、やりとりがスムーズに成立しません。もっとも極端な場合には、「オウム返し」応答といい、相手が言った言葉をそっくりそのまま繰り返すこともあります。もちろん意味は理解しておらず、ただ言葉を繰り返しているだけです。

軽度なケースであってもよくみられるのは、なかなか話し出せずに相手をイライラさせたり、相手が言ったことに関係のない話をしたりすることです。通常は相手が話題にしたことについて感想を言ったり、質問をしたり、関連したことを話します。話題をつなげることは、会話をするときの暗黙のルールだと言えます。

しかし、ＡＳＤがあると、相手の発言については何の反応もせずに、無関係なことを唐突に話し始めたりします。相手が当惑しているのもおかまいなく、一人で自分の話したいことをしゃべり続けることもあります。

相手の顔も見ずに、あらぬ方を向いてしゃべったりします。しゃべり続けていたのがやっと終わって、相手が話し始めると、まったく相手の話には関心を示さず、よく聞いていなかったりするのです。自分の話すことには興味がもてても、相手の話にはあからさまに興味がないという態度をとることもあります。そのため自分勝手とか、礼儀知らずと誤解されてしまいます。

しかし、まったく悪気はありません。相互性が大事だという意識が乏しいので、相手が何に気分を害したかにさえ気づかないのです。

相手が話しかけてくることに自然に反応できるのは、応答性の回路を幼い頃から育んできたことによります。その回路が未発達な場合は、応答的な反応が起きません。相手が話しかけても、聞こえなかったように何の反応もせずに、素通りしてしまうようなことになってしまうわけです。

さすがに成長するにつれて、さまざまな失敗や手痛い経験を積み、人から何か言われたら、それに答えなければならないということを学ぶと、不器用なりに反応しようとするようになります。しばしば過剰なまでに丁寧に答えを返したり、何度もお辞儀をしたり、オーバーリアクションをすることもあります。ただ、やはり反応が乏しい傾向は残りやすく、気を抜いているときなどスイッチが切れたロボットのように、反応しなくなってしまいます。

たとえば、学校や会社では、周囲に合わせようと必死に頑張って、笑ったりしゃべったりしていても、家に帰ってくると、その反動で余計無口になり、何を言われても面倒くさそうな顔しかしないということにもなりやすいのです。自閉スペクトラム症の人が家族に見せる顔は、不機嫌そうな仏頂面や能面のような表情になりがちです。

関心をうまく共有できない

相手の興味や関心を共有することがうまくできないと、話がかみ合いませんし、会話をしても楽しくありません。自分にとって興味がないことは存在しないにも等しいことで、相手がそれについて質問してきたり感想を求めてきたりしても、「知らない」「わからない」「さあ」の一言で終わってしまいます。相手の立場になって、相手がどうしてそのことに興味をもち、楽しそうに語るのかといったことに気持ちを寄せて、相手と関心を共有してみようとは思わないのです。

そもそも関心の共有が苦手ということは、ＡＳＤの症状の中でももっとも早くから認められる特徴の一つです。健常な発達を遂げている子どもでは、通常、生後九ヶ月頃から母親が指し示したものや見ているものに目を向けるようになります。これは「共同注意」という現象で、関心を共有できるようになったことを示しています。

ＡＳＤの子どもでは、この共同注意がみられる時期がかなり遅れます。お母さんが一生懸命、何かに気づかせようとしても、ちっともそちらには目を向けず、知らん顔をしていたり、せいぜい何を騒いでいるのだろうと母親のほうを見上げるだけです。母親が一緒に見てほしいと思っている肝心なものは、なかなか見てくれないのです。

その傾向は、かなり成長した後でも、しばしば大人になっても残っていて、他の人が見ているものに無関心だったり、説明や指示を聞き漏らしてしまったりする原因になります。みんなが注目していることに反応が遅れ、周囲の話題についていけなかったりします。

子どもの頃から他人の関心を共有することを積み重ねる中で、そうした反応が自然に起きるようになるのですが、その回路の発達が弱く、誰かが何か話していても、それをスルーしてしまう。相手と親しく話をしたいと思っても、どのように声をかけ、話を展開していいのかわからない。それも、関心を共有するスキルが育っていないためです。

相手からすると、この人と話してもつまらないという気持ちになってしまい、やがて話しかけることもなくなる。せっかく話したところで、かえってくる反応にがっかりさせられるだけだからです。

相手からすると心外なのは、こちらの質問や話には的外れな答えしか返ってこないのに、突然、場違いな質問や発言をしたり、自分の興味のあることには滔々《とうとう》と熱弁をふるい出したりすることです。自分の興味のあることしか話さない、自分勝手な人と誤解されやすいのです。

相手の関心に関係なく、いつも決まった話題をもち出してしまうのも、本人が自覚しないところで、対人関係に悪影響を及ぼしている場合があります。相手が合わせてくれていたとしても、内心ではまたこの話かと辟易《へきえき》しています。そのうち、なんとなく避けられているように感じますが、それがいつも自分のペースで同じことばかり話すためだとは、本人は気づきません。本人からすると、この前は気分よく話ができ、親しくなれたのにと思い、相手の反応の変化に戸惑うのです。

話を始めたり、話しかけたりするのが苦手

ＡＳＤのすべてではありませんが、三分の一くらいの人にみられる困難は、特に話を開始することに時間がかかったり、最初の一言が出なかったりするという点です。最初の言葉が出るまで数分かかってしまうということも珍しくありません。

あるASDの男性は、有名な国立大学を卒業していましたが、就職がうまくいかず、面接で落ち続けてしまいました。質問されても、最初の言葉が出ず、わざと黙っているのかと誤解され、面接官が怒り出すこともありました。すっかり自信をなくし、本来の能力をまったく活かすことのできない雑用仕事をして暮らしていました。

何とかしたいと診察にやってきたときも、最初の一言が出るのに五分くらいかかりました。診察に通い始めても、言葉が出るまで二、三分かかることも普通でした。一旦しゃべり始め、話題が定まると、ある程度スムーズに話せるのですが、最初の一言をどう切り出せばいいのかを考え始めると、緊張と焦りもあいまって固まってしまうのです。

その後、彼は緊張を改善する治療やコミュニケーションのトレーニングを受けることにより、最初の一言もスムーズに出るようになりました。ただ、予期しない質問をされたりすると戸惑ってしまい、口ごもってしまうことはありました。それで、次の段階のトレーニングとして、戸惑った気持ちを言葉にするという練習を繰り返し行いました。「難しい質問ですね」とか、「～ですか？」と相手の質問を繰り返したり、「そうですね～」といった言い回しで時間を稼ぐテクニックです。

これらの言い回しは、時間を稼ぐのに役立つだけではなく、むしろ最初の一言を発することで、後の言葉が出やすくなります。最初の一言が出さえすれば、後の言葉が続きやすいからです。

ところが、ＡＳＤの人は、いきなり正しい答えを完璧な言い方で返さなければと思い、何も言えなくなってしまうのです。

彼はその後、自分のコミュニケーションのトレーニングをかねて、塾で教える仕事をするようになり、そのことがきっかけとなって教えることが楽しくなり、学校の先生になりました。あれほど話が苦手で、最初の言葉が出るのに五分もかかった人が、教壇に立って生徒の前で授業をしているというのは不思議な気もしますが、トレーニングの積み重ねによって、苦手なことがむしろ得意になるということも起きるのです。

言葉の遅れがみられることも多い

必ずみられる症状ではありませんし、診断基準にも含まれませんが、自閉スペクトラム症では、幼い頃に言葉の発達に遅れが認められることがよくあります。ことに会話言語（話し言葉）の発達が遅い傾向がみられます。

通常は、一歳前後で一つか二つの単語を発するようになり、満二歳で二語文（たとえば、

「マンマほしい」「パパあっち」）を話すようになるのが平均的ですが、満三歳になっても言葉を発しないといった場合もあります。理論物理学者のアインシュタインや哲学者のウィトゲンシュタイン、小説家のフローベールは、いずれも満四歳まで一言もしゃべらなかったと言われています。ところが、文字言語の習得はむしろ早いという場合もあります。いきなり大人のようなしゃべり方をし始めたりします。

その子その子で発達のプロセスは違います。言葉が遅くても、最終的に高い言語能力を獲得することもあります。ですから、定型的な発達の基準にあまりとらわれすぎず、その子その子の発達を尊重することも大事ですが、同時に幼い頃ほど、取り戻すことも容易です。遅れを放置せずに、積極的に相談や療育を行うことをお勧めします。

②非言語的コミュニケーションの障害

表情など非言語的表現が乏しい

二つ目の必須症状は、非言語的なコミュニケーションが乏しく、適切に行えないということです。表情が乏しいだけでなく、身振り手振りが少なかったり、声の調子が単調だったりします。相槌《あいづち》や表情の変化がないので、話している相手は、本当に聞いているのかさえよくわからないこともあります。無愛想だとか、冷たいとか、クールだとみられがちです。

ときには、そのクールさが魅力としてとらえられることもありますが、もっと親しくなると、「魅力」で終わらせるわけにはいかない問題だということに気がつくことになります。

非言語的な意味に気づかない

自分が非言語的表現を用いることが苦手というだけでなく、相手の示す非言語的な表現に気づき、その意味を理解することも苦手です。

たとえば、相手が急いでいて、話を切ろうとしても、その言葉の調子の変化に気づかないのです。自分のペースで話し続けてしまう。それで、相手が少し困った表情を浮かべたり、時計を気にするそぶりをしても、まだ相手の意図に気がつかず、同じようにしゃべり続けてしまいます。相手の堪忍袋の緒が切れて、これから用事があって、すぐに行かないといけないんだと事情を直接説明されて、ようやく状況に気づく。そのため、鈍感な人だとか、無神経な人と、敬遠されてしまうことにもなります。

自分の話だけでなく、相手の反応に注意を向け、相手の気持ちの動きを読み取るよう意識しておくことが必要なのですが、ＡＳＤの人では、相手の反応をよくみていないうえに、同時処理が苦手なため、自分の話のほうにばかり集中してしまい、相手の反応に注意を向けることを忘れてしまうのです。

こうしたことも、トレーニングを重ねることでかなり改善されます。

誰でも自分の話をするとき、相手への注意がおろそかになりやすいですが、自分の話をしているときにトレーナーがサインを出したら、話を変えたり、話を切り上げたりする練習を積むことで、非言語的なサインに反応できるようになるのです。

目が合わない

ＡＳＤを疑う特徴として多いのが、目が合わないということです。目が合わないこととＡＳＤは必ずしもイコールではありませんが、もっとも特徴的な症状の一つだと言っていいでしょう。

定型発達の人では、話をするとき、自然に相手の目を見て話そうとします。相手の反応を見ながら話すということが当然のこととして身についているからです。そうした脳の回路ができ上がっているのです。

しかし、ＡＳＤの人では、幼い頃から人の目や反応を見て話すということがなかったため、そうした回路が育まれていません。意識して行わないと、うまくできないのです。言葉だけでみれば、相手とみごとにコミュニケーションが成立しているように聞こえるときも、どこか違うほうを見て話していたり、相手をまったく見ずに話しているので、相手からすると、機械と話しているような違和感を覚えてしまいます。

それに相手の反応を確かめながら話しているわけではないので、相手が不快な表情を浮かべたり、表情を曇らせたりしても、それに気づかず、そのまま同じ調子で話し続けてしまう。それではＳＮＳやメールで話しているのと同じで、相手の逆鱗《げきりん》に触れてトラブルになるということが起きやすいと言えます。

言語と非言語がちぐはぐ

ＡＳＤの人では、言語と非言語がちぐはぐになるということも起きます。たとえば、何か失敗をして、謝ろうとするのですが、「ごめんなさい」という言葉とは裏腹に顔の表情が笑っていたり、無表情のままだったりするわけです。相手としては、「この人は本気で謝っているのか？」と思ってしまい、せっかく謝っているのに「なんだ、その謝り方は」と怒ったり、不信感を抱いたりすることにもつながります。

③社会的スキルの乏しさ

三番目の必須症状は、社会的スキルが乏しいということです。他人と親しい関係になったり、関係を維持したり、相手や周囲の反応に応じた、状況にふさわしい対処がうまくできません。

社会的スキルは、長い時間をかけて培われる経験知や行動スキル全般を含んでいますが、ＡＳＤの人ではスキルが乏しいというだけでなく、そうしたスキルに対する関心自体が乏しいのです。重要な問題だと気づくのも遅い。通常は、そうしたことに八〜十歳で目覚め始めますが、十二歳以降、ときには十四、五歳になって、ようやく自分のスキルが不足していることに気づくようになる。その間、スキルの不足から孤立したり、イジメやからかいを受けたりもしやすい。何かトラブルや被害に遭っても、上手に自分を守れず、相談できなかったり、問題をこじらせたり、下手に反撃して自分が問題児扱いされたりしてしまいます。

社会的スキルの獲得がスムーズにできないのは、ＡＳＤの子どもが抱えている根本的な特性のためです。その特性について、さらにみていきましょう。

仲間に対する関心の目覚めが遅い

社会的スキルが不足する要因となるのは、仲間に対する関心自体が乏しく、そうした関心が芽生えるのが遅いということです。定型発達の子では三、四歳で同年代の子どもに興味をもち、一緒に遊ぼうとしますが、ＡＳＤの子どもでは一人遊びを好む傾向が続き、一緒に遊んでいても友だちとの遊びが成立しないことが多いと言えます。

さらに年齢が上がると、友だちに対する関心が芽生えて、一緒に遊びたいと思うようになるのですが、目覚めが遅いために、周囲の子どもの発達段階と比べると幼いかかわりしかできず、相手にしてもらえなかったりします。友だちと遊びたいと思っても、その頃にはすでにでき上がった関係に入れてもらうことも難しく、また遊びのレベルが合わないため、相手からすると遊んでも楽しくないということになりやすいのです。学年に縛られず、年下の子どもや逆に自分に配慮をしてくれる年上の子どもと遊ぶ機会をもつことで、そうした点を補えます。

自分から話しかけられない

ＡＳＤの人は、自分から話を切り出すのが苦手です。子どもの頃も、誘われたら一緒に遊ぶものの、自分から遊びに誘うことはなかったということがよくみられます。これは自閉型とか受動型と呼ばれるタイプに典型的です。ＡＳＤにも積極的なタイプがあり、その場合は、場所や人に関係なく話しかけたりします。

話を切り出すのが苦手なため、どんなに困っていても、なかなか自分から相談したり助けを求めたりということができません。相手から尋ねられたり、助け船を出されれば答えることができるのですが、自分から先に話すということが難しいのです。

言語的な能力や知的能力に問題がない場合でも、そうした傾向がみられます。ましてや、そうした能力が低い場合には、なかなか自分から相談したり頼ったりということができないのです。

本人が自分から相談したり、窮状を訴えたりできるように社会的スキルを身につけることも必要ですが、それが簡単にできれば、誰も困りません。よほど困っていても、自分からなかなか切り出せないということも多いのです。ですから周囲の人は、本人が言ってくるのを待っているだけでなく、困っていることはないかと常々気を配り、尋ねてあげることが大切です。

相手の意図や気持ちを理解するのが苦手

　仲間との関係も含めて、対人関係がスムーズにいかない要因には、ＡＳＤの人がもつ大きな特性が関係しています。それは相手の立場で考えたり、気持ちを理解したりすることが苦手だということです。相手の立場で、意図や気持ちを理解する能力を「心の理論」とか「メンタライゼーション」と言います。定型発達の子どもでは、四歳頃には心の理論の能力が認められるようになりますが、ＡＳＤの子どもでは、それが八歳以降にまで遅れるのです。そうした遅れの影響は大人になっても残ることが多く、自分の視点を離れて、相手の意図や気持ちを汲み取るのが苦手になりやすいと言えます。

　心の理論は、発達とともに、さらに高度な能力に姿を変えていきます。その一つは、その人だったら、どのように行動するかを想像する能力です。子どもがままごと遊びをしながら、お母さんやお父さんの役割を演じたりします。お母さんなら、どのような言葉遣いをして、どういうふうに振る舞うか、お母さんの普段の行動を思い浮かべながら会話をし、場面を展開させていくわけです。ごっこ遊びと呼ばれる役割遊びは、心の理論を鍛えるとともに、社会性を身につけていくトレーニングにもなります。この場面では、どういうことが想定されたり、どういう振る舞いが期待されているかがある程度わかっているから、母親役を演じることもできるわけです。

こういう状況におかれると、人はどんな気持ちになり、どういう行動をしてしまいやすいか、そのときどういう助けが必要かといったことまで想像し、思いやる能力を養うことにもつながります。心の理論は、日々の社会的経験の中で鍛錬され、より高度な社会的想像力や共感能力へと育っていきます。

ＡＳＤの子どもはもちろん、大人でも、心の理論や関心の共有に難があるため、社会的想像力や共感能力の獲得にも不利を生じやすいのです。

社会的想像力と関係しているのが、比喩を理解したり、ユーモアや冗談を解したりすることです。それらの表現では、文字通りの意味と、表現しようとすることが異なるわけですが、ＡＳＤの人では文字通りの意味に受け取ってしまい、話が通じなかったり、笑えばいいことに憤慨してしまったりすることもあります。

場の空気が読めない

「空気が読めない」という言い方は、ＡＳＤの人の特徴としてすっかり有名になりました。「空気が読めない」とは先ほどの説明で言うと、社会的想像力が欠如しているということに他なりません。ある場面で、相手や周囲が期待していること、求めていることがわからず、それに反した行動をとってしまう。その人からすると、ただ普段通りに行動しているだけなのですが、顰蹙《ひんしゅく》をかったり失望されたりして、評価を下げる結果になってしまいます。

空気を読む能力は、心の理論の能力に、長年の経験の蓄積を加味することでようやく手に入るものです。一朝一夕でどうにかなる能力ではありませんが、近年ではさまざまなプログラムが開発され、そうした能力も効率よく学習し、訓練することが可能になっています。

まずは行動の原則や原理を学ぶとともに、この場面ではどういう行動が期待されるかを一つ一つ具体的に学習し、実践していく。行動のレパートリーを増やしていくのです。意外に少ない行動のレパートリーを身につけるだけで、行動上の失敗やトラブルを大幅に減らすことができます。そうしたノウハウも蓄積されていきます。

具体的に言われないとわからない

社会的想像力の弱さは、しばしば誤解やトラブルの原因になります。「あれ頼むよ」「適当にやっといてくれる」といったあいまいな言い方だと、何をすればいいのかわからず、結局何もできないままになってしまいがちです。「ちょっと手伝ってくれる」とか「協力してよ！」といった言い方も、何かしなければと焦りはするものの、どうすればいいのか察知できずに、的外れな行動をしてしまいます。「気が利かないわね」と、お叱りを受けることにもなります。

具体的に「これから私は夕食の準備をしなければならないので、洗濯物を取り込んで畳むのと、お風呂掃除をしてくれる？」と明確な指示を出せば、「わかった」と行動のスイッチが入りやすいと言えます。状況を説明し、何のために何をいつまでにしてほしいといった具体的な指示を与えたほうが、見当外れな行動を防ぎ、有効な行動を引き出せるのです。

ストレートすぎる言い方や質問

しばしば「非常識な人」「無神経ね」と嫌われてしまう原因になるのは、事実をありのままに言ってしまったり、知りたいことをそのまま質問してしまったりするストレートな傾向です。「先輩、意外にこういうの苦手なんですね。もっとできるのかと思っていました」と後輩から言われて、快く思う先輩はいないでしょう。本人からすると正直な感想を述べただけなのかもしれませんが、その言葉が相手にどういう感情を引き起こすかには、想像が及ばないのです。

「この間は、遅くまで大変だったね」と上司はねぎらったつもりなのに、「本当に大変でしたよ。まだ疲れが残っています」と答えたとしたら、上司は返す言葉を失うに違いありません。上司は、「それはすまなかった」と取り繕いながらも、内心こいつは口の利き方も知らないのかと呆《あき》れ、実績がそれなりにあっても、人事評価は厳しいものになってしまうでしょう。

当人からすると、事実をそのまま言っただけで、何が悪いのだと思っているかもしれません。相手が不快に思っていることにも気がつかないか、意に介さないのです。

ＡＳＤの人にとっては、事実とか真実といったものが優先されがちで、気持ちなど大して重要でない、主観に過ぎないと思っているところがあります。多くの人にとって、事実が何であるか以上に、それをどういう気持ちでどう受け止め、どう伝えるかのほうがずっと大事であるということが理解できないのです。

自分の興味にとらわれ、相手の気持ちを度外視する傾向は、ストレートすぎる質問という形でも表れます。

女性にしつこく年齢を聞いたり、つき合っている人がいるか尋ねたりして、嫌がられることもあります。微妙な年齢の女性に「結婚されているんですか？」とか「お子さんは？」とぶしつけな質問をし、独身だった女性を困らせてしまうこともあります。自分の関心にとらわれ、相手がどう思うかというところに想像が及ばないのです。

（2）限局された反復的行動

次の①～④の症状のうち、少なくとも二つが当てはまることが、ＡＳＤの診断には必要です。

①同じ行動パターンを繰り返す

ＡＳＤの人は同じ行動パターン（常同行動とも呼ばれる）を繰り返そうとする傾向が、しばしばみられます。同じ決まった動作を繰り返すと落ち着くのです。子どもの頃にはぐるぐる回る行動や、飛び跳ねる行動がよくみられます。トランポリンやソファーのうえで、飽くことなく三十分も跳ね続けていたりします。東田直樹さんの『自閉症の僕が跳びはねる理由』には、「僕が跳びはねている時、気持ちは空に向かっています。空に吸い込まれてしまいたい思いが、僕の心を揺さぶるのです」と、自閉症の「症状」とされる特性が、当事者の視点から生き生きとした言葉で語られています。

それ以外にもよくみられる常同行動としては、目を開いたりつむったりする、口を開いたりとがらせたりする、歯をむき出しにする、においを嗅ぐ、頭を振ったりうなずいたり体をゆすぶったりする、手を叩《たた》いたり指をからめたり手で膝を叩いたりする、指を鳴らしたり手にもったものを回す動作をする、等々。

こうした行動を多動とみられて、ＡＤＨＤを疑われる場合もありますが、それはＡＤＨＤの多動とは性質が異なるものです。いつも同じパターンの行動か、周囲の刺激によって行動パターンがいろいろ変化するかに注目すると、区別がつきやすいと言えます。

同じ質問や言葉を、何度も繰り返したりすることも特徴的です。周囲は、何度も同じ質問をされて辟易してしまいます。エジソンは、「どうして？」と大人たちを質問攻めにしたことで有名ですが、ＡＳＤの人の子ども時代には、そういうエピソードが少なくありません。

ちなみに、エジソンがＡＤＨＤの例として紹介されていたりしますが、適切ではありません。エジソンの異常なまでの集中力やマイペースさ、周囲への無頓着さ、融通の利かない頑固さは、ＡＳＤの特性そのもので、ＡＤＨＤでは説明ができません。ＡＳＤの人はしばしば子どもの頃、常同行動を多動と勘違いされたり、自分の考えに夢中になって行動する点を衝動性とみられて、ＡＤＨＤと誤診されやすいのです。

同じ行動パターンが繰り返される場合、そこにはトラウマや傷ついた気持ちが潜んでいることもあります。

ある小学生の少女は、漢字を経文のように書きつけることに熱中しました。経文のように見えた文字は、実は同じ学年の生徒の氏名を隙間なく連ねて書いたものだったのです。少女は二百人ばかりいる同学年の生徒の名前を全員覚えていて、漢字で書くことができました。それを毎日書くことを繰り返していたのです。

しかし、少女には友だちは一人もおらず、いつも仲間外れにされた少女は、淋しい思いを味わっていました。友だちがほしいという思いをもっていても、自分から話しかけるのが苦手な少女は、誰にも声をかけることができません。そんな少女を、級友たちは馬鹿にすることはあっても、仲間に入れようとはしてくれませんでした。それでも友だちがほしかった少女は、学年全員の名前を書き連ねるという行為に熱中することで、ささやかな満足を得ていたのでしょう。

ＡＳＤの人が繰り返す行動には、子どもの頃から周囲にうまく溶け込めず、そうした行動をすることでしか紛らわせられなかった淋しさや孤独が染みついているのかもしれません。

②決まった行動や考え、習慣へのこだわり

ＡＳＤの人では、同じ行動パターンを繰り返すだけでなく、繰り返すことに強い執着を示します。繰り返すこと自体が目的化し、執着、こだわりとなっているのです。いつもの行動が妨げられたりすると、非常に不安になって落ち着かなくなったり、ときにはパニックになり、混乱や癇癪《かんしゃく》を起こすこともあります。

いつも決まった席で決まったものを食べるとか、同じルーティン（決まった行動）をしないと心が落ち着かないということもよくみられます。同じ時間に同じ行動をするとか、順番が決まっていて、そのことに強くこだわる場合もあります。哲学者のカントは、毎日決まった時間に決まったルートを散歩したので、近所の人はカントが現れるのを見て、時計の時刻を直したと言われています。カントもまた、ＡＳＤの傾向があったと推測されます。

数字や特定の文字、奇数や偶数にこだわったり、決まった銘柄や商品でないとダメだったり、棚に並べるときの配列や角度まで決まったルールがあったりします。

決まった行動への執着が強いので、それが自分の生活だけでなく家族や他の人の生活を妨げていようと、妥協したり、諦めて他のことをしたりということが難しいのです。自分の決まった行動をするために、その時間は家族の行動を規制し、部屋から出てこないようにしたり、物音を立てさせないようにしたりすることさえあります。さすがに外では他人にそこまで要求することはできず、妥協せざるを得ないのですが、その分、ストレスが溜《た》まることになります。

過度に形式的な傾向もみられます。格式張ったしゃべり方や文章を読むようなしゃべり方を好みます。決まり文句を繰り返したり、特有の言い回しや風変わりな造語を用いたりすることもあります。本人はそれにこだわりがあり、相手が怪訝《けげん》な顔をしても意に介しません。場面や状況に関係なく、同じ挨拶や言い回しを用いたりします。

対称性や、整然と区画整理されていることに、こだわりと美意識をもっていることも多いようです。ＡＳＤの子どもでは、おもちゃを一列に並べて遊んだりすることを好む傾向もありますが、大人になってもその傾向が残っていて、コレクションを整然と並べることに快感を覚える人もいます。風景画を描いてもらうと、直線的に区切られた風景が描かれることも多いと言えます。考え方も柔軟性に欠け、融通が利かない傾向がみられます。

正確さや完全さにこだわる傾向も特徴的です。「算数で百点取るなんて、優秀なんだね」と言われたら、通常は喜ぶものですが、ＡＳＤの子どもは、「平均点が何点かも聞かずに、どうして優秀だと言えるの？」と、むしろ発言の根拠が乏しい点を批判します。「富める人が、必ずしも幸福とは限らない」という言葉が伝えようとすることよりも、「富める」とは年収がいくら以上を指しているのか、幸福とはどういうことなのかと、言葉の一つ一つの定義のほうが気になってしまう人もいます。

完璧さへのこだわりの強さから、自分が不完全であることが受け入れられず、失敗することが許せなかったり、うまくいかないことにいらだったりします。それが自傷行為につながる場合もあります。

構造化された秩序ある状態に、安心感をもつとも言えます。逆にあいまいだったり、どっちつかずだったり、予測がつかない状態にはストレスを感じ、うまく対応できないのです。

あいまいな状況が苦手な傾向は、たとえば質問に答える場合や話をする場合、具体的なテーマが定まっていると、ある程度答えられるのに、掴《つか》み所のない「どうですか？」というようなオープン・クエスチョンには、何をどう答えていいかわからないといったことにもつながります。

こうした本人の流儀が、生物学的な特性によるということを理解せず、単なる行動上の癖や習慣だと思って修正しようとすると、大変な目に遭うことになります。説得や指導をすればするほど頑固に受けつけず、怒り出し、ときには普段からは予想もつかない激しい行動に出ることもあります。特性と戦うことは、地球の自転を止めようとするのと同じくらい虚《むな》しく、消耗する行為です。

ＡＳＤの子どもであれ、大人であれ、うまくつき合うためには、この特性をよく頭に入れて、無理に逆らわないようにすることが大事です。

この特性は、本人からすると、惑星が決まった軌道を回るのと同じ自然の摂理とも言うべきものです。それを乱されることは、安心のための秩序を根底から覆されるようなもの。本人がそれを自分から変えていこうと思わない限り、その軌道を他人が変えようとすることは本人に極度のストレスを与え、激しい怒りや興奮を引き起こすだけです。まずは、本人の特性として尊重し、安心感を脅かさないことが第一なのです。

物が捨てられない

また、大人のＡＳＤでしばしばトラブルの原因ともなるのは、物への執着が強いため、捨てられないことです。収集したものが山のように部屋に溜まっていたり、ゴミ屋敷のようになってしまうこともあります。録りだめたビデオやブルーレイディスクで部屋があふれていたり、紙袋や古新聞、雑誌、本の類いが部屋を覆い尽くしていることもあります。もう見ることもないとわかっていても、捨てるのは自分の一部を切り捨てられるような苦痛を覚え、激しく抵抗します。

子どもであれば、まだ親の指導に従いますが、大人になると指導することも難しくなり、そうしたトラブルが起きやすくなります。

③特定のものに対する強い興味

三番目は、限定された領域に強い興味をもつことです。ある領域に関しては専門家も舌を巻くような知識をもっていて、周囲をあっと驚かせるようなことも少なくありません。ただ興味の範囲が限られていて、自分の興味と少しでも違うと、まったく無関心になってしまうのが特徴です。

人類の発明や発見の多くは、このタイプの人のこだわりの強い興味から生まれたと言っても過言ではありません。

子どもの頃は、昆虫や恐竜、植物、鉄道、模型製作、無線、将棋などに夢中になったり、歴史やファンタジー小説、プログラミング、理科実験、天文観測に熱中する子もいます。自分の愛好するスポーツやスポーツチームについて恐ろしく詳しく、細々としたデータがすべて頭に入っていたり、鉄道の駅や国旗をすべて覚えていたりします。蓄えた知識はしばしばトリビアすぎて、あまり実用性がないことも多いと言えます。些《さ》末《まつ》なデータを細部まで知っているのに、もっと肝心に思える点にはまったく興味がなかったりします。

一般的な視点や価値観とは異なる独特の興味と嗜《し》好《こう》は、ときには常人が思いも及ばなかった新たなアイデアを生むこともあります。

ただ最近は、商業主義に呑《の》み込まれて多様さが失われ、みんな同じようなゲームやカードに熱中し、個性が薄められているのは残念です。こうした興味は、うまく伸ばしていけば将来の職業につながる場合もありますが、誰もが同じようなものにばかり熱中したのでは、その可能性も小さくなります。

本人と関係を築いていくうえでは、その子、その人が偏愛している領域に関心をもつことが、とても重要になります。このタイプの人にとって、自分が興味をもつ領域を共有できるかどうかが、友だちになるための必要条件になることが多いからです。好きなゲームのジャンルが違うだけで、話が合わないと感じてしまうのです。

④感覚の過敏さ、または鈍感さ

四番目は、感覚過敏や、逆に感覚が鈍感な傾向です。この両者が併存することも多いと言えます。近年、こうした感覚の特性は、ＡＳＤの根本的な障害として重視されています。
感覚過敏の中で頻度が高いのは、聴覚的な過敏さで、子どもの頃に掃除機の音が苦手だったとか、運動会のピストルの音が嫌だったという人も多いようです。雷鳴やクラクションのように突然音がすることに過度に驚いてしまったり、ざわざわした場所が苦手でひどく疲れてしまったりします。

光に対する過敏さや味覚、触覚、嗅覚の過敏さもよくみられます。そのため偏食が激しいとか料理の味が混じるのを嫌って、三角食べができないという子どももいます。香水のにおいが苦手だとか、こもったにおいが気になって満員電車や職場が苦痛になるという場合もあります。肌触りにも敏感で、体を触られることに強い抵抗を覚えるとか、普段と肌触りの違う衣類を受けつけない人もいます。

この過敏さのため、どうでもいいことに注意を奪われて、肝心なことに集中しにくいという事態も起きやすいと言えます。ざわざわした教室やＢＧＭがかかっている場所では、勉強や読書ができない人もいます。話を聞いていても、どうでもいい細部にばかり注意がいき、肝心な話の内容が頭に入らなかったりします。

一方、鈍感な傾向は低登録とも呼ばれ、痛みなどの感覚が鈍いだけでなく、注意や行動のスイッチが切り替わりにくい場合もあります。そのため、一つのことにばかり注意を奪われて他が見えなかったり、一つのことをやり出すと、行動を切り替えるのが苦手だったりします。

低登録の傾向が強いと、目の前にあるものに気がつかなかったり、いつも見ている人の髪型や様子が変わっていることも目に入らなかったりします。

過集中は、ＡＳＤの人にしばしばみられる現象ですが、低登録の傾向と関係しています。一つのことに集中すると、時間を忘れて何時間も没頭してしまいます。名前を呼ばれても気がつかないほど集中することも多いと言えます。

それ以外に伴いやすい特性

診断基準に直接含まれてはいませんが、よくみられる特性が他にもあります。重要なものを紹介しましょう。

①顔や名前が覚えられない

定型発達の人では、人に対する関心が物に対する関心よりも高く、認知や記憶も、人に関するもののほうが優れていることが多いと言えます。物の名称を覚えたり見分けたりするよりも、人の名前や顔を覚えたり見分けたりするのが得意な傾向を示します。

ところが、ＡＳＤの人は、その傾向が逆転しやすいのです。人の顔や名前がなかなか覚えられないのに、関心のある物については難しい名前でも記憶し、細かい違いを見分けたりします。

親しい人、配偶者や子どもの顔さえ見分けられなかったりします。卒業写真などの集合写真で、わが子の顔がなかなか見つからなかったり、妻の顔を探し当てられなかったりするわけです。

顔を見分けるのが苦手なため、着ている服や身につけているもので、その人を見分けているという場合もあります。職場の同僚と外ですれ違っても、いつもと違う私服を着ていたりすると、まったく気がつかないということも起きます。

顔が覚えられないというのは、そもそも普段からあまり相手の顔を見ていないということもあるでしょう。ＡＳＤの人では、人と一緒にいても、どこか上の空で、人といることを体験しているというよりも、自分の世界の周辺にぼんやりと誰かがいるという体験でしかなかったりします。特に何かに気を取られると、そういう状態に入っていきやすいのです。

一緒に暮らしている家族のことや、周囲でどんなことが起きているかといったことも、あいまいにしか理解しておらず、はっきりと答えられないということも珍しくありません。込み入った人間関係のからんだ話や感情的な話はすんなり頭に入りにくく、何で揉《も》めているのかとか、どうしてそんなに怒っているのかといったこともピンとこないところがあります。

人の噂《うわさ》話などには、そもそもあまり興味がないため、やりとりについていけません。こうした傾向も、そもそも人に対する関心が乏しく、その積み重ねで社会的な認知の能力が他の能力に比して弱くなってしまうためでしょう。

②運動が苦手で、不器用な傾向

しばしばＡＳＤに伴う特性として、運動や手先が不器用な傾向がみられます。器用さは小脳の発達と関係が深いのですが、ＡＳＤの人では小脳の発達が悪い傾向がみられるのです。運動の中でも、球技やダンスが苦手ということが多いと言えます。鉄棒の逆上がりや縄跳びが苦手な傾向もみられます。はさみや箸を使ったり、服を着たりボタンを留めたり靴紐《ひも》を結んだり、絵や文字を書いたりするのも、あまり得意でないことが多いようです。左右がとっさにわからないという人も少なくありません。

こうした運動や作業をうまくやりこなすには、目からの情報と手や体の動きをうまく連動させねばなりません。左右の手足の動きについても同様で、協調運動と呼ばれる機能が必要になりますが、その点が弱いのです。

子どもの発達の問題を見分けるのに有効な検査の一つに、閉眼ステッピングというものがあります。目を閉じて、両手を振って足踏みをしてもらいます。発達に課題がある子では、そもそも足踏みがスムーズにできません。手足の動きのタイミングやバランスが悪いのです。ＡＳＤの子どもでは、体をまっすぐに保てず、次第に体の向きが回転していきます。多くの場合、右側（時計回りの方向）に回っていくのです。左右の脳の発達のバランスの悪さや、前庭器官の発達の問題によると考えられます。

こうした体の動きの不器用さは、社会的な場面での身のこなしや立ち居振る舞いにも表れます。礼儀作法がぎこちなかったり、着こなしがだらしなかったり、身だしなみが整っていなかったりすることと関係しているのです。

③体の硬さと緊張の強さ

ＡＳＤの人では、概して緊張が強く、体が硬い傾向があります。姿勢も過度にかちんとしていて、突っ張るような硬さがあります。人によっては、姿勢の保持が苦手で体が支えられず、いつもくねくねしたり、体が絶えず揺れていたりする人もいます。

これは、後の章で述べる反射異常とも関係しています。体の硬さや緊張の強さは、頭痛や肩こり、その他の心身の不調の原因にもなります。

④発音や歌い方にも特徴が

声を出す際には、唇や舌、声帯、それ以外にもさまざまな筋肉をバランスよく使いこなす必要があります。そうした複雑な制御を必要とする発声や歌唱といった行為に、不器用さが出てしまいやすいのも無理はありません。

実際、ＡＳＤの人では、音声が単調だったり、不自然だったりすることも珍しくありません。音声もまた非言語的表現の一つですが、声の表情が乏しく、情感に欠けるきらいがあります。

それを補おうとして、表現を模倣し、過度に大げさで芝居がかった声色を使うという場合もあります。力の抜けた、自然な情感というものを表現するのが難しいのです。

歌もあまり得意でないことのほうが多いと言えます。ＡＳＤの発症と関連する遺伝子多型には、歌のうまさと関係するものが見つかっています。歌がうまいことは、ＡＳＤの可能性をいくぶん押し下げるのです。もちろん音痴だからと言って、即、ＡＳＤが疑われるということではありません。ＡＳＤには、関連する多数の遺伝子が存在し、さまざまな組合せがあるからです。

⑤人との距離感がわかりにくい

ＡＳＤの人では人に接近されることを嫌い、過度に距離をとろうとする傾向がある一方で、少し親しくなっただけで急に馴れ馴れしく振る舞ったり近づきすぎたりして、相手を戸惑わせることがあります。人との、ほどよい距離感というものがわかりにくいのです。

ずっと年上の人に向かってため口で話しかけたり、失礼な冗談を言って顰蹙をかうこともあります。本人は決して悪気はなく、親しみを表現したつもりなのです。しかし、加減というものがわからず、つい行きすぎてしまいやすいのです。こうしたことも、具体的に学び、トレーニングすることで、改善していきます。

⑥時間管理が苦手

ＡＳＤの人は、概して時間管理が苦手です。ぼんやりしていたり他のことに集中しているうちに、いつのまにか時間が経《た》ってしまい、肝心なことに間に合わなくなってしまうということが起きやすいのです。

勉強や仕事をする予定が、インターネットで何か調べ始めたりゲームをやり始めたりすると、そのままスイッチが切り替わらず、日が暮れるまでやり続けて、一日が終わってしまうということも珍しくありません。

時間の予測が甘いという傾向もみられます。待ち合わせの時間に間に合うには、逆算して何時何分には出かけなければならないという刻限が割り出されるはずですが、その時間になってから準備を始めたりします。

その時間に出かけるためには、準備にかかる時間以外にも少し余裕をもって計算して、出発時間だけでなく、準備を開始する時間をあらかじめ決めておく必要があるのですが、そういう段取りが組めないのです。

しかも、毎回同じような失敗をして、毎回遅れそうになるのを繰り返すことも珍しくありません。

まだ三十分もあると思い、他のことを始めて、それに気を取られているうちに、ぎりぎりになってしまうこともあります。

課題の提出や仕事の締め切りも、見通しが甘くなりがちです。ぎりぎりにならないとエンジンがかからず、どうでもいいことに時間を使っているうちに、間に合わなくなってしまうのです。

時間管理を助けるものとしては、タイマーが便利です。キッチンタイマーでもいいのですが、時間管理専用のタイマーだと、残り時間が一目でわかり便利です。

学習や業務の際にもタイマーを活用することで、集中力を高められるだけでなく、時間感覚を磨くことにもつながります。一つの課題や仕事に取りかかる前に、所要時間を予測してタイマーをセットすることで、実際にかかった時間に対してより鋭敏な感覚をもつことができるようになり、時間管理能力が高まるのです。

頻度の高い合併症

ＡＳＤは、感覚過敏や社会的スキルの乏しさなどのためストレスを受けやすいとともに、それにうまく対処できず、適応上の困難や心身のトラブルをきたしやすいと言えます。

①**子どもの自閉症の三大合併症……てんかん、睡眠障害、消化器疾患**が重要です。一割程度にてんかんがみられます。半分近いケースで下痢や便秘、腹痛などの消化器系の症状が繰り返しみられます。思春期以降、睡眠の問題が非常に多くなります。感覚過敏により、入眠困難や途中覚醒を生じやすいだけでなく、夜型になりやすい傾向もあると考えられています。

②**不安障害、身体化症状……**頻度の高いものとして、パニック障害や社交不安障害などの不安障害が挙げられます。ストレスが体の症状を引き起こすことも多く、お腹《なか》の症状以外に、**頭痛、肩こり、頻尿**などの身体化症状もしばしばみられます。

③**適応障害、うつ状態……**学校や職場での生活が行き詰まる適応障害、それに伴ううつ状態も、頻度の高い問題です。

④**チック、強迫症状……**神経過敏や同じ行動を繰り返す特性とも関連しますが、体の一

部をピクンと動かしたり、声や音を立てたりするチック症状や、やらないでいいとわかっている行動や考えを止められない強迫症状も、ＡＳＤに伴いやすい症状です。

⑤ **ＡＤＨＤや注意の問題**……注意力の問題や多動もよくみられ、約三割がＡＤＨＤの診断基準にも当てはまるとされます。ただ、この場合のＡＤＨＤは、あくまでＡＳＤに伴うＡＤＨＤ症状です。

　本来のＡＤＨＤが、注意の転導性が亢進《こうしん》し、新しい刺激に注意を奪われて気が散りやすく、注意の維持に困難が目立つのに対して、ＡＳＤに伴うＡＤＨＤ症状は、過敏性のため選択的注意が損なわれ、肝心なことに集中できなかったり、過集中による視野の狭窄《きょうさく》により、他のことに注意がおろそかになる注意の配分の問題が大きいと言えます。

　ＡＤＨＤ治療薬が効かなかったり、逆に悪化したりする場合や、過敏性を改善する薬剤のほうが効果的な場合もあります。そのため本来のＡＤＨＤとＡＳＤに合併したＡＤＨＤは、区別して理解したほうがよいでしょう。

⑥ **協調運動や音韻の障害**……先にも述べたように、協調運動がスムーズにいかない発達

性協調運動障害や、言葉の発音などに困難がある音韻障害などを伴うことも少なくありません。

⑦ **アレルギーやホルモン機能異常**……ＡＳＤの人には、アトピー性皮膚炎や気管支喘息、アレルギー性鼻炎などのアレルギーの合併が多いと言えます。環境物質などによる何らかの免疫反応の関与が疑われてきた理由でもあります。

また、ＡＳＤの人では、ホルモンの日内変動がはっきりしない傾向があります。副腎皮質ホルモンのコルチゾールは朝活発に分泌され、一日の活動やストレスに備えます。しかし、ＡＳＤの人では、この朝の分泌増加が認められず、昼夜のメリハリがないのです。そのため朝はなかなかエンジンがかからず、夜は眠りにくいという状態に陥りやすいと言えます。

体内時計のリズムを生み出しているメラトニンは、逆に夜間に分泌が盛んになるはずなのですが、ＡＳＤの人ではそれが弱く、余計に睡眠障害や昼夜逆転を起こしやすいのです。

第三章 発達検査からわかること

発達検査と四つの群指数

ＤＳＭ－５では、ＡＳＤの診断は、すでに述べてきた症状や経過、生活での支障の程度に基づいて行われることになっていますが、これだけで診断を行う専門家は稀です。ほとんどの専門家は、発達検査と呼ばれる診断を裏づけるための検査を行い、総合的に診断を下します。

発達検査は、知能を測定するためにも必須の検査です。ＡＳＤの診断に知能の測定は必須ではありませんが、どのようなトレーニングや支援を行っていくかを考えるうえで、どのくらいの知的能力をもっているか、どういう面の能力が優れていて、どういう面の能力が弱いのか、能力の凸凹を把握しておくことが不可欠です。

発達検査としては、幼児であれば新版Ｋ式、児童であればＷＩＳＣ－Ⅳ、成人であればＷＡＩＳ－ⅢまたはＷＡＩＳ－Ⅳが使われることが多いと言えます。

自閉症の診断のための専門的な検査として、ＡＤＯＳ《エイドス》やＰＥＰ《ペップ》があります。比較的簡易に行えるものにＣＡＲＳ《カーズ》があります。これらの検査は自閉症の症状を評価するためのものです。にもかかわらず、元々知能検査であるＷＩＳＣやＷＡＩＳが発達検査として広く用いられるのは、まず全般的な能力のバランスや特性を把握することが、ＡＳＤの診断のみならず、その子、その人の課題を把握するうえで大変有用だからです。

ＷＩＳＣやＷＡＩＳでは、総合的な知能指数とともに言語理解、知覚推理（知覚統合）、作動記憶（ワーキングメモリー）、処理速度の四つの群指数が得られる仕組みになっています。ＡＳＤなど発達障害がある場合には、四つの群指数が顕著な凸凹を示しやすいのです。そのバランスを知ることは、発達障害の有無をみるうえで参考になるだけでなく、その子、その人の課題が何かを把握することにつながります。

この章では、この四つの能力を中心に、その子、その人の発達特性の理解を深めていきましょう。

言語理解は、言葉を理解したり、言葉で説明したりする能力です。言葉の意味を答えたり、知識を答えたり、言葉で説明する課題によって測られます。教科で言えば、国語や社会の能力と関係が深いと言えます。

知覚推理（知覚統合）は、視覚的な情報から意味を読み取ったり、推測したり、操作する能力です。パズルを組み立てたり、グラフや地図を読み取ったり、図面から実物を想像したりする能力でもあり、教科で言うと、数学、ことに図形や物理の能力と関係します。

作動記憶は、言葉や数字を短時間、頭にとどめておく能力です。一回聞いただけで、あなたは何桁の数字をそらで言えるでしょうか。七桁くらい言えれば、平均的な作動記憶があると言えます。一度聞いただけで十桁の数字を覚えられる人は稀です。その数字を逆の順番に言うとなると、さらに難易度が上がります。五、六桁の数字を逆から言えれば、平均レベルです。一度聞いただけで、七桁以上の数字を逆から言えれば、優れた作動記憶のもち主でしょう。

処理速度は、比較的単純な作業的課題を、素早く正確に行う能力です。単純な計算が、どれくらいスピーディにできるかや、キーボード入力のスピードなどにも関係し、実際の仕事でどれくらいの作業能力があるかのよい指標です。

ＡＳＤの場合、他の能力に比して、処理速度が相対的に低い傾向があります。そもそも思考速度がゆっくりであるうえに、作業が丁寧すぎたり、確認や修正が多くなったりしがちで何事も時間がかかるため、スピードが必要な作業は概して苦手です。

言語理解と知覚推理（知覚統合）がより高次の複雑な課題をこなす能力であるのに対して、作動記憶と処理速度は、比較的単純な課題をこなす能力です。しかし、どちらの能力も、学業や仕事、社会生活でも重要です。高次な能力は優れているけれど、作動記憶や処理速度は平均か平均以下という場合もあります。そうした特性をもった人では頭でっかちになりやすく、難しいことを考えるのは得意なものの、日常の業務や実務面で難があるということになりやすいと言えます。

逆に、単純な課題はこなせるけれど、複雑な課題は苦手という場合もあります。その場合、学業は振るわないものの、社会に出て仕事に就くと作業ややりとりが速く、活躍できる場合もあります。

言語や記憶が優れているが、視覚的、空間的な情報処理が弱いというタイプ（言語・記憶型）、逆に視覚・空間的情報処理が得意で、言語・記憶が弱いというタイプ（視覚・空間型）もあります。

ＡＳＤの中にもいくつかタイプがありますが、言語や知能が比較的優れたアスペルガータイプでは言語理解が高く、処理速度が低い傾向を示すことが多いと言えます。逆に学習障害を伴ったタイプでは、言語理解が低く、処理速度が高い傾向を示しやすいでしょう。

カナータイプと呼ばれる、元々自閉症と呼ばれていたタイプでは言語能力が弱く、むしろ視覚的情報処理の能力が高いのが特徴です。つまり、知覚推理が相対的に高く、言語理解が低い傾向を示します。

ばらつき方はさまざまで、それは能力の個性だとも言えます。同じASDでも特性や困っていることの中身が異なるので、当然支援の仕方も異なってきます。

ASDと記憶力

ASDの人では、しばしば優れた記憶力を示します。記憶が尋常ではないほど細かいことにまで及んでいたりします。たとえば、何年も前のある日が何曜日だったかを覚えていたり、一度聞いただけの映画のセリフや物語を忠実に再現したりします。

長い文章を聞いてそのまま覚えて、すらすら暗唱するといったことが、幼い頃にみられることもあります。意味はわからないまま、言葉の音だけを覚えていて、そらで言えるのです。周囲は、その記憶力に驚かされるのですが、本人はただ自動的に言葉を繰り返しているだけで、その内容を理解しているわけではありません。

驚異的な記憶力を示す場合も、言葉や音など言語的記憶が優れているケース、図形や映像など視覚的記憶が優れているケース、また、関心のあることにだけ優れた記憶力を示すケースがあります。特異な能力は年齢とともに失われていくことが多いのですが、それでも概して、記憶力がいい傾向は残り、それはＡＳＤの人にとってはしばしば強みとなります。法律家や医師、薬剤師など、膨大な知識を必要とするような資格や職業には有利だと言えます。

応用が苦手

ＡＳＤの人では、文字通りの言葉やパターンを覚えるのは得意ですが、それを柔軟に応用するのが苦手です。少しでも違っていると、別のものとして認識したり、同じパターンをそのまま当てはめてしまったりして、知識はあってもそれをうまく使いこなせません。

また、長い文章を読んで問題を解かねばならないような場合、たくさんの情報から必要な情報だけを読み取るのが困難になりやすいのです。概して知識を問う問題や計算問題に比べて、国語の読解問題や算数の文章題が苦手ということが多いと言えます。

補助的検査の有用性

発達検査では、ＷＩＳＣやＷＡＩＳに加えて、補助的な検査をいくつか組み合わせて行います。ＷＩＳＣやＷＡＩＳでは測れない能力もあるためです。ＷＩＳＣやＷＡＩＳはあくまで知能検査であり、自閉スペクトラム症の専門検査ではありません。

コミュニケーションや固執性、過敏性などの問題は、知能検査をしても見つかりません。ましてや微妙なニュアンスを読み取る能力や相手の気持ちを推測する能力、場の空気を読み取る能力といったものは、ＷＩＳＣやＷＡＩＳではほとんどわからないのです。

しかし、他のさまざまな検査を使えば、そうした能力をある程度客観的に調べることができます。その中で、特に有用で、筆者のクリニックでルーティンで行っている検査を中心に挙げておきましょう。

①　**ＡＱ、ＡＤＩ－Ｒ、Ａ－ＡＳＤなどの質問紙検査**……ＡＳＤの症状が、どのくらい当てはまっているかをみる検査です。主観的な判断が混じってしまうのであまり正確とは言えませんが、ある程度目安になります。あくまでスクリーニング検査で、その傾向が疑われるかどうかを判定するのに使われます。この結果だけでは診断できません。

②　**ＰＦスタディ**……トラブルが起きたという場面設定でセリフを答えてもらう検査です。元々フラストレーション状況におかれたときの反応をみるためのものですが、コミュニ

ケーションの特性や能力を調べるのに使うことができます。発達検査の補助検査としてもよく使われます。

ＡＳＤの人では、年齢や知能に比して、回答したセリフの内容が簡単な言葉足らずなものであったり、相手の意図や状況を理解していない的外れなものであったりしやすいと言えます。

ＰＦスタディでは、①あいまいな、言葉足らずの反応（障害優位反応）、②怒りや謝罪、諦めなど、感情レベルの反応（自我防衛反応）、③要求や提案をするなど問題解決にかかわる反応（要求固執反応）に大きく分けて、その割合を算出することができます。カナータイプでは①が多くなり、アスペルガータイプでは③の割合が多くなる傾向を示します。

③ ＴＡＴ……白黒の図版を見て、その場面から想像できるお話を語ってもらう検査です。有名な深層心理の検査ですが、場面や登場人物の心中などを読み取る社会的想像力の検査としても大変有用です。親子関係や愛着の課題についても、得られる情報量の多い検査です。

④ **風景構成法**……風景の構成要素（山、川、家、田んぼ、木、人、動物、石など）を指示しながら、一つの風景として描いてもらう検査です。元々統合失調症の心理療法の技法として中井久夫氏によって開発されましたが、さまざまな対象に用いられます。ＡＳＤの検査としても優れています。

ＡＳＤの人の典型的な画面構成の一つは、秩序や規則性を重んじ、過度に整然とした、定規で測ったようなものです。ときには、各パーツを並べて描くだけで、一つの風景に統合できない場合もあります。

同じパターンへの固執や細部へのこだわりなど、ＷＡＩＳなどで発見できない障害が一目瞭然となるのに、しばしば驚かされます。葉っぱや石を一つ一つ描くなど、細かく単調な作業の繰り返しがみられること、曲線よりも直線や四角を好んで用いること、また何度か間をおいて描いてもらっても、いつもまったく同じような絵を描くことも特徴です。

⑤ **感覚プロファイル**……感覚の特性を調べるための質問紙による検査で、低登録、感覚

探求、感覚過敏、感覚回避の四つの指標について、低い、平均的、高い、非常に高いの四段階で評価する仕組みになっています。ASDの場合には、低登録と感覚過敏、感覚回避が高くなるのが典型的です。そのうちの一部だけが高いという場合もあります。それに対してADHDでは、感覚探求が高くなるのが特徴です。

⑥ **ベンダーゲシュタルト検査**……図形を書き写す検査です。どれだけ正確に写せているかをみます。視覚空間処理や手先の巧緻性をみるとともに、器質的な障害の発見にも有用です。

⑦ **ウィスコンシンカード分類検査**……カードを使ったゲームを行いながら、ルールを的確に適用できるか、ルールの変更に柔軟に対応できるかなどをみることで、前頭前野の機能を調べる検査です。課題を注意深く遂行したり、試行錯誤したりする実行機能と呼ばれる能力の評価に役立ちます。

⑧ **DN-CAS**……情報処理の障害を調べる専門的な検査です。「継次処理（逐次処理

とも）」「同時処理」「プランニング」「注意」の四つの機能に分けて、指数を求めることができます。ＡＳＤでは、「注意」が低下するのが特徴です。それに対して、ＡＤＨＤでは「プランニング」が低下するのが特徴です。注意力の問題があると、すぐにＡＤＨＤと結びつけられてしまいやすいのですが、実はＡＳＤのほうが選択的注意や注意の配分の問題が起きやすいのです。

⑨ **表情認知検査**……さまざまな表情を浮かべた顔（検査の種類によっては目）の写真をみて、喜怒哀楽の感情を見分ける検査です。ＡＳＤでは表情認知が悪くなる傾向がみられます。虐待を受けたケースでも低下し、虐待の発見に使われるほどです。

⑩ **ロールシャッハテスト**……インクブロット（インクの染み）が何に見えるか、どこからそう判断したかなどを答えてもらい、人格や認知の特性を調べる検査ですが、ＡＳＤと他の精神疾患を見分けるのに使われることもあります。ＡＳＤの人では、人間や動物の動きを見て取る反応や色彩に着目した反応が少なく、形に着目した反応が多い傾向がみられます。また、自分の解釈にこだわりが強いことも特徴とされます。

第四章 特性に応じた進路、適職、生き方

ASDのタイプと職業選択

ベースにある能力の偏り具合から、ＡＳＤはいくつかのタイプに分けることができます。イメージしやすいように、文系専門家タイプ、理系技術者タイプ、芸術家職人タイプと三つに分けて説明しましょう。こう分類することで、適する仕事を考えるうえでも参考になります。

文系専門家タイプは、言葉や知識を記憶し、扱う能力が優れたタイプです。言語理解が優れているのに対して、処理速度が相対的に劣っていることを特徴とします。作動記憶もどちらかと言えば、優れていることが多いと言えます。

理系技術者タイプは、知覚推理（知覚統合）が優れ、視覚空間的な処理を得意とし、数学や物理、空間図形やコンピューターなどを扱うのに適しています。

芸術家職人タイプは、逆に処理速度が相対的に高く、言語理解や知覚推理よりも優れていることが特徴で、学科的なことよりも、物作りや作業、実務面を得意とします。実務家として活躍する場合もあります。技能や実務的な面で勝負できる仕事が適しているでしょう。

発達の仕方はさまざま

優れた特性を活用し、得意な領域で勝負をすることが大切ですが、同時に、弱い部分を知って、そこを強化したり、補ったりする対策を講じていくことも重要です。

まだ子どものうちであれば、弱かった能力を強化し、ある程度追いつくことも可能です。ときには逆転を起こし、小さい頃弱いと言われた能力が強みになることもあります。

発達特性はあくまで途中経過であり、固定したものではないことを忘れないでください。

しかし、ベテランの専門家ほど、固定した障害という従来の観念にとらわれていることがあり、もう改善の見込みがないという言い方をしたり、障害として受け入れることばかりを強調しがちです。

もちろん障害の程度によっては、受容することも大切ですが、周りが諦めムードになってしまい、必要なトレーニングを怠ってしまうと、努力すれば獲得できていた能力を永久に失ってしまうことになりかねません。

また、子どもによって発達の仕方は一様ではなく、ある程度年齢が上がってから、弱かった部分の能力が急激に伸びる場合もあります。

知能指数の考え方は、年齢に従って均一なペースで発達が進んでいくということを前提としています。しかし実際には、早く成熟し、そこで頭打ちになる場合もあれば、初めはゆっくりでも、ある時期から急速に発達する場合、また成熟に達する時期が遅いけれども、ゆっくり発達し続け、最後に逆転する場合などさまざまです。早く発達することが優れている証《あかし》だという前提が成り立たない子どもたちが、少なからず存在するのです。

ウィークポイントごとの対策

ウィークポイントごとに、その特徴や陥りやすい問題、改善のための対策について述べましょう。

【言語理解が低い場合】

言語理解は、言葉によって理解する能力だけでなく、言葉によって説明する能力でもあります。語彙や知識、カテゴリーや概念を理解する抽象的な能力によって測られます。実際に言葉を運用する力や会話を行う能力は直接反映されませんが、そのベースになる言葉の知識や説明能力の指標だと言えます。

言語理解が低いと、言葉の意味がわからないため話についていけず、相手の言おうとしていることが理解できないということになりやすいと言えます。知識や抽象的思考を求められる難しい内容ほど、チンプンカンプンになってしまいやすいのです。理解できていないことを、うまく伝えられず、叱責されたりすることも多くなります。

自分が話す場合も、相手にわかりやすく説明することができません。言葉の表現が単純になったり、説明不足になってしまい、微妙なニュアンスを伝えることや込み入った状況を説明することができないため、誤解を生じやすくなります。コミュニケーションをとるのにも、自分の意見を言うのにも自信がなく、そうした場面を避けてしまいがちになると言えます。

〈対処と改善に役立つトレーニング・工夫〉

言語理解が低いとき、どういうトレーニングが有効でしょうか。

語彙や知識、抽象的な思考力を鍛えるためには、読書と文章を書くことがもっとも優れた方法です。文章を読んで、内容を要約したり感想を書く読書ノートをつけることがお勧めです。読書が苦手という人には、マンガもよいでしょう。視覚的なイメージの助けを借りながら、語彙や知識を増やせるからです。

また、思ったことや感じたことを相手に伝える練習をすることも役に立ちます。話すことが苦手な人も、カウンセリングなどでじっくり自分の気持ちや考えを話す練習をすると、いつのまにか表現力が高まります。家族と話をするための時間を定期的にとることもお勧めです。夕食の時間はテレビを消して、その日あったことについて話す時間をもってからテレビのスイッチを入れるようにすると、さまざまなメリットがあります。

周囲も特性に配慮した対応が必要です。言語理解が低い人では、ちゃんと聞いてわかったように見えても、案外理解できていないことが多いと言えます。後で「言ったじゃない」と責めたり嘆いたりしないためにも、伝えた後で、本当に頭に入っているか、復唱してもらうのが無難です。

わかったかのようにしっかりうなずいていても、半分しか頭に入っていなかったり、とんだ勘違いをしていたりします。

わかったふりをする悪い癖がついている場合もあるので、どれくらい理解できているか質問して、確認したほうがお互いのためです。

抽象的な言葉や難しい言葉を使うのは避け、わかりやすい言葉や具体的な例を使って説明するように心がけましょう。話も短めを心がけ、ポイントをしっかり伝えるようにしましょう。

【知覚推理(知覚統合)が低い場合】

知覚推理（知覚統合）は、視覚的な情報から意味を読み取ったり、操作したりする能力です。知覚推理が弱いと、パズルや図形の課題が苦手になるだけでなく、現象から規則性を読み取って将来起きることを予測したり、変化や異変に気づいたり、状況を素早く判断したりすることもうまくできません。また、目の前に見えていないものをイメージするということも苦手になります。グラフや図形、地図から、実際の状況を思い浮かべることが難しくなります。

客観的な視点で状況を読み取ったり、事態を把握したりするのが苦手なため、自分の感情や視点でしか考えられないということも起きやすいと言えます。さらには相手の気持ちを推測し、それに基づいて行動を予測するといったことにも困難が生じます。

ただ、知覚推理はあくまで認知的な能力であり、共感とは違います。将棋の駒の動きを予測するように、相手の意図や行動を予測する能力にかかわりますが、気持ち自体を感じ共有する能力ではありません。知覚推理が優れていても、人の気持ちに無頓着な人もいれば、知覚推理が低くても、とても共感的で思いやり深い人もいます。

また視覚的情報処理は、絵を描いたりする能力とも異なっています。絵が得意なのに、視覚情報の処理が弱いと言われて、「どうして？」と、がっかりする方がいますが、美術的な表現の能力というより、グラフや図面を理解する数理的な能力にかかわるところが大きいのです。

〈対処と改善に役立つトレーニング・工夫〉

知覚推理が弱いと、言葉や数字、数式、記号をイメージ化することも、イメージから意味を読み取ることも苦手です。言語理解のほうが高い場合には、できるだけ言語化して頭に入れたほうがよいでしょう。たとえば、方向音痴な人にとっては地図で説明されるよりも、「二番目の信号を左に曲がって」というように言葉で説明されたほうが役に立つのと同じです。言葉でストーリーを作って、頭に入れるわけです。数字や数式も、その意味を言葉に直して理解したほうが頭に入りやすいのです。

知覚推理が低い場合、改善のためのトレーニングとしてはイメージや図形を用いたパズル的な課題に取り組むことが挙げられますが、将棋や囲碁、建築に興味がある人は図面を描いたり、旅行やハイキングが好きな人は地図を読み取ったりすることも有用ですし、ストーリーを作ることに興味がある人はマンガや紙芝居を制作するといったことも役立ちます。また、プログラミングをしたり電子回路を作ったりボードゲームを自作するといったことも、知覚推理を鍛えることにつながります。

ご自分の趣味や興味に合わせて、取り組まれるとよいでしょう。好きなことを楽しむときに、一番効果があるからです。

ゲームでも、脳トレ的なものを適度にやることは、知覚推理の訓練になります。ただし、やりすぎは注意力の低下などをきたし、認知機能をかえって悪化させてしまいますので注意しましょう。

数学や物理を学んだりすることは、知覚推理の訓練になっています。問題を解く場合に、図やグラフにして理解することを積み重ねることが、現実を抽象的なイメージに置き換えて考える訓練となるのです。

知覚推理の弱さが、周囲の状況を客観的に理解することの困難と結びついている場合には、感情的な過剰反応からトラブルになったり、トラブルにならないまでも、自分のストレスを増やしている場合があります。客観的な視点で事態を振り返る訓練（メンタライゼーション・トレーニング）が、トラブルとストレスを減らすことに役立ちます。

【作動記憶が低い場合】

作動記憶は、機械的で自動的な記憶です。意味とは関係なく、その音やイメージ自体を記憶します。時間が経てば忘れ去っていき、また新たな情報を蓄えるのに使われます。聴覚的な作動記憶以外に、視覚的な作動記憶もあります。発達検査で通常調べられるのは、聴覚的な作動記憶です。

聴覚的な作動記憶は、耳から入った情報を頭の中に一時的にメモしておくわけですが、会話をスムーズに進めるためにも不可欠ですし、相手の話を理解するためにも必要です。また、計算や文を読むということにも欠くことのできない基本的な能力です。作動記憶が弱いと、聞き間違いや聞き漏らしが多くなってしまいます。

メモをとることが助けになりますが、話を聞きながらメモをとること自体が苦手で、うまく書き留められないという場合も少なくありません。

また、話をしながら作業をする場合、話のほうだけでメモリーが一杯になり、作業のほうに十分なメモリーを確保できないため、どちらも中途半端になって、ミスが起きやすくなります。また、一度にいくつものことを言われると、最初に言われたことが頭から抜けてしまいます。

複数の条件を考慮して考えなければならないような複雑な問題ほど、頭がパンクしてしまい、きちんと考えることができなくなります。

〈対処と改善に役立つトレーニング・工夫〉

作動記憶が弱い場合の対処の基本は、メモをとることと、書いて考えることです。最近は、メモや板書の代わりに、スマートフォンで写真を撮ることも頻用されます。ただ、それに頼りすぎて作動記憶がさらに低下することのないように、手を動かしてメモをとる努力も怠らないことです。

また、聞き取れなかったことをそのままにせず、「すみません。～でよかったですか？」とか「すみません、もう一度お願いできますか。間違えたらいけないので」と、必ず確認するようにします。メモは決まったものを一つだけ携帯するようにします。いくつもあると、メモ自体が管理できなくなって逆効果です。

スマートフォンをメモ帳として使うのも一つの方法ですが、仕事中や電話をしながらメモをとるのには適しません。メモ用紙に書いて、それをスマートフォンで整理するといった作業も、なかなか煩雑で長続きしません。いつでも取り出せるメモ帳はその点、実用的です。

スケジュール管理にはスマートフォンが便利ですが、メモ帳は手書きができるものをいつも携帯する習慣をつけましょう。一冊のメモ帳に必要な情報がすべて書かれているようにすると、探す手間が省けます。

トレーニングの方法としては、まず聞き取りの練習が挙げられます。講義や人の話を聞くときにノートやメモをとることが基本です。書くことによって、初めて自分が聞き取れているかどうかがはっきりします。書くためには、作動記憶によって一時的に聞き取ったことを蓄えておく必要があります。それがよい訓練になるのです。

計算をすることも、作動記憶のトレーニングになります。百マス計算は、格好の方法だと言えます。また、文を書き写すことは優れた学習法であると同時に、作動記憶のよい訓練です。ある程度長いフレーズを頭に入れながら、できるだけ元の文章を見ないで書くようにすると、いっそう効果的です。

集中力が落ちたと感じるときや、学習の意欲がわかないというときには、ただテキストを読んでいるだけではあまり学習効果がありません。そんなときにお勧めなのは、テキストや板書を書き写したノートを一文ずつ記憶しながら、書き写すことです。単なる作業として行えば、やる気がないときにも取り組みやすいですし、高い学習効果があります。

筆者の東大時代の友人に数学や物理がすごく得意な人がいましたが、彼の勉強法は、ただノートを書き写すことでした。書き写す作業をすると、ただ目でたどるよりも、筋道が頭に入りやすいとのことでした。

語学の勉強も、作動記憶を鍛える優れた方法です。同時通訳をする人は、驚異的なワーキングメモリーをもっていますが、特別な訓練によって身につけたものです。読み上げられた文章をそのまま繰り返すリピーティング、聞き取りながら同時にしゃべるシャドウイング、聞きながら書き取るディクテーションはシンプルですが、いずれも作動記憶向上に非常に効果的な訓練法です。

また、文章を暗唱する方法も非常に効果的です。トロイ遺跡の発掘や、それを成し遂げるまでの自伝『古代への情熱』で有名なハインリッヒ・シュリーマンは、短期間に十二ヶ国語をマスターした語学の達人でした。

彼は貧しく、学校にも通えなかったため、働きながら合間の時間に外国語を独学したのでした。その方法で重視されたのが暗唱です。彼は、その日学んだテキストをすべて暗唱することを日課としていました。一ページくらいの外国語の文章を覚えて、そらで言えるようにするわけです。

この課題は、シュリーマンにとっても容易でなく、最初のうちは長い時間を要したと言います。

しかし、それを日々やり続けた結果、次第に短時間で覚えられるようになり、最終的には二、三度読んだだけで、長い文章を暗唱できるようになったのです。作動記憶が強化されたのでしょう。

この話を中学三年のときに知った私は、さっそく真似をしてみました。最初は、教科書一ページをそらで言えるようになるのにもだいぶ苦労しましたが、段々早く覚えられるようになり、高一の頃には数ページの英文を暗唱できるようになりました。それで英語力が飛躍的に上がったことを思い出します。

珠算や将棋を長年やっている人では、超人的な作動記憶を有していることが知られています。それも訓練の賜《たまもの》だと言えます。

【処理速度が低い場合】

処理速度が低下している場合には、スピードと正確さのいずれか、あるいは両方に問題があります。ＡＳＤの人で起きやすいのは、正確さを優先し、丁寧すぎて、スピードが遅くなってしまうことです。

それに対してＡＤＨＤでは、スピードはむしろ優れている場合もありますが、作業が雑になり、ミスが多くなります。

ＡＳＤの人では、情報処理自体がゆっくりという傾向があります。ときどき手が止まって、ぼんやりしていたりします。

処理速度は、脳の重要な機能の一つである実行機能の指標と考えられています。実行機能は、課題を段取りよくこなす能力です。実行機能が低下すると、課題がスムーズにできなくなります。その結果、提出期限を守れなかったり、期限自体を管理できず、やらなければならないことを忘れたりすることもしばしばです。どうでもいいところに時間を使いすぎたり、他のことをやり始めたりして、なかなか進みません。乱雑になったり、不注意によるミスが多かったりします。

処理速度の低下は、ＡＤＨＤでも起きますし、うつ状態や睡眠障害、不安症、強迫障害、薬物依存症などでも起きます。そして、もう一つ処理速度の低下を起こしやすいのが、ＡＳＤなのです。

処理速度は、時間観念や時間を管理する能力とも関係が深い能力です。

処理速度の検査では、継次処理という、一つずつ順番に課題をこなす能力とともに、同時処理という、複数の課題を並行して行う能力が調べられます。ＡＳＤの場合、同時処理が特に苦手な傾向がみられます。それに対してＡＤＨＤでは、継次処理のほうが苦手なことが多いと言えます。

ＡＳＤでは、一つのことにだけ注意が固定し、切り替えるのが不得手です。そのため並行して二つのことをするのが苦手になりやすいのです。人によっては眼球運動が悪く、視点を切り替えることに困難があるという場合もあります。

〈対処と改善に役立つトレーニング・工夫〉

同時に二つのことをするのが特に苦手で、能率が大幅に低下するため、一度に取り組むことはできるだけ一つにし、それに集中するようにします。ＡＳＤの人では雑音など他の刺激があると、能率が著しく低下しやすいので、できるだけ静かな環境で、視界に他のものが入らないようにします。机の上にも、できるだけ余分なものが出ていないほうがよいでしょう。

優先順位や時間配分をあらかじめ決めてから作業するだけで、時間のロスを減らせます。まず、取り組むべきことのリスト（TO DO LIST）を作り、優先順位や一日の段取りを決めてから仕事に取りかかるようにします。

仕事や課題は、小さな単位に分けたほうが、取りかかりやすいですし、集中力も保て、達成感を味わいやすくなります。そもそも処理速度の低い人にとって、どんと大量の課題や仕事を積み上げられるとそれだけで負担になってしまい、意欲が低下してしまうのです。ゴールが見えるくらいの量に分けて、取り組んでいくことを繰り返して、スモールステップで積み上げていくのがコツです。

職業を選ぶ場合、処理速度の低い人は、スピードを要求される仕事や時間制限のある仕事は向きません。常にストレスを感じ、失敗も多くなりやすいと言えます。それでも努力すれば、やがては処理速度が上がってくる場合もありますが、苦労は避けられません。できることなら自分のペースで、スピードよりも正確さや仕事の質で勝負できる業務内容が適しているでしょう。

職業選択には、強みを活かして

実際に適職を選んでいくという段階では、自分の強みを活かすとともに、ウィークポイントも考慮する必要があります。

たとえば言語理解が高く、処理速度が相対的に低い文系専門家タイプの場合でも、知覚推理がある程度高いか、それとも処理速度と同じように低いかで、適する業務内容は違ってきます。また、処理速度が低いとは言え、平均レベルなのか、それともかなり低いのかでも職業適性は変わってきます。

知覚推理も処理速度も平均を上回っているという場合には、専門的な知識や資格を活かせる仕事が適しているでしょう。いわゆる士業と呼ばれるものが代表です。また、興味のある分野と仕事が結びつくと、大きな強みになります。

このタイプには、文章を作ったり、情報を集めたりするのが得意な人も多いと言えますが、企画やマーケティング、広報などの分野に適性をもつ場合もあります。

ただ、処理速度が大きく平均を下回っているという場合には、事務処理など実務の面で躓きやすいため、スピードや正確さを求められる仕事は避けるか、訓練的な段階を経る必要があります。

もう一つの選択として、マイペースでできる自営業に就くという方法もあります。事務処理をスタッフに任せるなどして、専門分野にだけ自分の仕事を絞るという方法も考えられます。

知覚推理が高い理系技術者タイプの場合、コンピューターやプログラミング、ウェブ、グラフィック、ＣＡＤなどの分野で専門技能を培うことが、有望な将来につながると言えます。

同時に、こうした技術系の仕事でも、チームワークや顧客との折衝が重要であるため、ある程度の社会的スキルが求められます。

言語理解や作動記憶が弱い場合、コミュニケーション能力も低くなりがちなので、そうした場合には、専門的なトレーニング、就労移行支援や訓練的な雇用で、それらを鍛えることも必要でしょう。

処理速度が相対的に高いタイプは実務に適しているので、実践の中で仕事を覚えたり、専門学校や職業訓練で手に職をつけることが身を助けることになるでしょう。

第五章　ＡＳＤ急増の背景と本当の原因

根本的な障害は何か

第二章でみたように、ＡＳＤには多様な症状が認められるわけですが、ＡＳＤを理解するうえで重要になるのは、いったい、根本的な障害は何なのかということです。

根本的な障害から、二次的にさまざまな問題が派生しているとすれば、その根本的な障害を改善することで症状全般を改善したり、そもそも障害が生じないように予防や根治を図ることもできるからです。

(1)「心の理論」仮説

ＡＳＤの根本的な障害に関するもっとも有力な仮説は、バロン・コーエンというイギリスの精神科医が提唱した「心の理論」に障害があるとするものです。

心の理論とは、相手の視点で状況を理解し、相手の気持ちになって考える能力のことです。それができず、自分の視点にとらわれてしまうことが、ＡＳＤの障害の本質だというのです。今日でも「心の理論」の障害は、自閉症の全部ではないものの、重要な障害の一つと考えられています。

ただ、この仮説は、そもそもなぜ心の理論の障害が起きるのかまでは説明していません。その原因に関する仮説としては、次に述べる神経発達障害仮説が有力だと言えます。

(2)神経発達障害仮説

ASDは、遺伝要因や脳の器質的な損傷など何らかの生物学的要因によって、神経系の機能に起きた障害だとする仮説です。生物学的要因によるということは、心理社会的要因にはよらないということです。「発達障害」と呼ばれるのも、この仮説に基づいています。虐待やネグレクトといった養育の問題や心の傷を与えるような体験は、心理社会的要因です。ASDは、そうした心理社会的要因によって起きたものではないということになります。

ただ近年、虐待の問題が深刻化するとともに、虐待やネグレクトを受けた子どもは、通常の何倍も、ASDの状態がみられることが知られるようになりました。

また、虐待された子どもの脳の構造自体にも、発達障害と同じような変化がみられることがわかってきて、「生物学的」と「心理社会的」という区別があいまいになりつつあります。

遺伝要因についても、ＡＳＤを引き起こす特別な遺伝子が存在するわけではないのです。神経の発達に重要な役割を果たしている遺伝子が多数知られていますが、それらの遺伝子の異常は、ＡＳＤにだけ関係しているのではなく、統合失調症などさまざまな障害にも関係しているのです。最近では、遺伝子だけによるのではなく、他のさまざまな要因が関与していると考えられるようになっています。

(3)超男性脳仮説とホルモン異常

ＡＳＤの人では、男性ホルモンであるテストステロン（睾丸《こうがん》から分泌される男性ホルモン）の分泌が早くから盛んで、約八割が思春期が早く訪れる傾向を示します。

また、ＡＳＤの頻度は、男性に四、五倍高いのです。胎児として子宮にいたとき、高濃度のテストステロンに触れていた人では、出生後自閉症の特徴を示しやすいという研究結果もあります。

こうした事実から提唱されているのが、超男性脳仮説です。男性ホルモンを過剰に浴びて、脳が超男性化することにより、共感が苦手になるという理論です。超男性脳仮説は、心の理論が未発達で、共感よりもルールやロジックを重視するＡＳＤの特性を説明するのに有望な仮説です。

　奇妙に思われるかもしれませんが、ＡＳＤの女性でも、テストステロンの濃度が高い傾向を示します。女性ホルモンは男性ホルモンから作られるため、転換する酵素の働きが悪いと、女性でも男性ホルモン値が高くなるのです。

　そうした場合、ニキビができやすかったり、卵巣などの機能に影響し、初潮が遅れたり、卵巣にチョコレート嚢胞《のうほう》と呼ばれる良性腫瘍ができて、無月経や不妊などの問題を引き起こすこともあります。

　余談ですが、男性と対等に働いている女性では、テストステロンが高い傾向を示します。男性化は、自閉症だけの話ではなく、男性と対等に生きていくためにはホルモンの変化さえ必要になるのです。

　ホルモンの異常は、性ホルモンに限りません。出産後、子どもがＡＳＤと診断される場合、その子がお腹にいるときから母体にはさまざまなホルモン異常が認められやすいのです。

　まず、最初に認められるのは、メラトニンの分泌が低下し、昼夜のリズムが狂いやすくなることです。神経伝達物質のセロトニンも低下し、不安や落ち込みを感じやすくなります。さらに、視床下部－下垂体系の機能に異常がみられるようになり、甲状腺ホルモンの分泌が低下します。甲状腺機能の低下傾向は、生まれてきた子どもにもみられると報告されています。

こうしたことをトータルに説明できる理論は、まだ十分に確立されたとは言えませんが、母体が妊娠中から強いストレスに曝《さら》されることが、これらのホルモン異常の原因になっているのかもしれません。

（4）脆弱《ぜいじゃく》な解毒システム

かなり以前から、自閉症の子どもの毛髪などに含有される鉛などの重金属の濃度が、異常に高いことが知られていました。また、三種混合ワクチンなど予防接種の後で、自閉症を発症したというケースが多数報告され、また全体でみても、予防接種との因果関係を疑わせるようなデータも知られていました。ワクチンの基剤として使われる物質に、水銀が含まれていることが問題視され、その後、水銀を含む基剤は使われなくなりました。ワクチンの改良後も、ＡＳＤは増え続けており、予防接種だけが原因という単純な問題ではないものの、一つの要因となっていた可能性は否定できません。

これらの事実から、ASDの発症に有害な物質がかかわっているという疑いは、根強くくすぶっていました。そうしたことに懐疑的な専門家がいる一方で、以前に比べ多くの専門家が、ASDの子どもには解毒システムの働きが弱いところがあり、毒物や酸化ストレスによるダメージを受けやすく、それが蓄積することでさまざまな症状を生じているのではないかと考えるようになっています。こうした考え方は、総負荷理論（Total Load Theory）と言います。

この問題と対策については、次章で詳しく扱いたいと思います。

(5)ミラーニューロン仮説

さらに近年登場して有望視されていたのが、ミラーニューロン仮説です。ミラーニューロンは、イタリアの神経科学者によって偶然発見された神経細胞です。それは、サルが手でエサを取ろうとすると活動するのですが、その同じ神経細胞が、研究者がジェラートを食べるのを見たときも活動していたのです。つまり、自分自身が行動するときだけでなく、他人が同じ行動をするのを見るときも、同じ神経細胞が活動するということです。

相手の行動を見るだけで、あたかも自分が行動しているかのように働き、相手の行動を鏡のように映し出すことから、「ミラーニューロン」と名づけられました。ミラーニューロンの仕組みが、相手の行動を模倣したり、行動の意図を理解したりする能力と関係していると考えられています。ミラーニューロンが共感性の働きを支えているとしたら、自閉症ではこの仕組みに欠陥があるのではないかという仮説が提唱されたのです。

実際、二〇〇五年に発表された研究は、そのことを裏づけるものでした。ところが問題はそれほど単純ではなく、その後、ミラーニューロンの関与を否定する研究も現れ、現在は関与する場合もしない場合もあるというあいまいな結論になっています。ＡＳＤはさまざまな要因によって起きる、多様な状態を含んでいると考えたほうが現実的でしょう。

(6)感覚統合と感覚処理の障害

「心の理論」仮説やミラーニューロン仮説は、コミュニケーションや社会性の障害をＡＳＤの根本的な障害と考えるわけですが、むしろ過敏性や感覚処理の問題が、本質的な障害なのではないかという見方もあります。

過敏性は感覚過敏の問題だけでなく、さまざまなこだわりの強さや不安、緊張の原因となり、その結果、社会性やコミュニケーションの障害を引き起こしている可能性があるわけです。そうした中、近年注目されているのが「感覚処理障害」と呼ばれる病態です。ＡＳＤの九割以上に感覚処理障害があるとも言われています。感覚処理障害は、聴覚や視覚だけでなく、触覚、味覚、嗅覚、体性感覚（運動覚）、前庭覚（平衡感覚）にもみられます。感覚が過敏である場合もあれば、逆に鈍感な場合もあります。

聴覚処理障害は、ＡＰＤ（聴覚情報処理障害）とも呼ばれ、最近一般にも認知されつつあります。聴覚には異常がないのに言葉が聞き取りにくく、特に周囲が騒がしかったり、雑音があったり、複数が一度に話していたりすると、聞き取りが難しくなります。また、電話の音声やテレビの音声が聞き取れないということもしばしばです。仕事に差し支えることで、悩んでいる人も多いと言えます。

ＡＰＤは、ＡＳＤの人に多くみられます。ＡＳＤの人では最初の一言が聞き取れず、聞き返してしまうということも始終です。これは、選択的注意という機能が弱いことも関係していると考えられます。

感覚の鋭敏さのメリットの部分でしょうが、ＡＳＤの人では、音感が優れていて、音楽的な才能を示す場合もあります。ただし、逆にまったく音痴だということも多く、一概には言えません。

視覚情報処理障害も頻度の高い問題です。視覚情報処理障害があると、見たものを間違って認識してしまい、勘違いが多くなります。捜し物が苦手で、目の前にあるものに気づかなかったり、変化に気づかなかったり、顔や表情が見分けられず、失礼な対応をしてしまう原因にもなります。

ＡＳＤの人では、嗅覚や触覚といった原始的な感覚が鋭い傾向もみられます。

中でも、生活に支障をきたしやすいのが、前庭覚の問題です。前庭機能の過敏さや弱さは、体のバランスの悪さや動きのぎこちなさとも関係し、よく物にぶつかったり、ケガが多かったり、車酔いをしやすかったり、めまいや気分の不良を起こしやすかったりします。外出やイベントで、体調不良に襲われることも多く、そうしたことをいつのまにか避けるようになってしまうこともあります。立ち居振る舞いの不器用さや人前に出ることへの不安、自信の低下、ひきこもりといった問題の遠因にさえなります。意外に重要で深刻な問題なのです。

感覚処理障害の問題は、不注意や注意散漫、多動、イライラ、協調性の乏しさといったことにも関係します。マイペースで孤独が根っから好きというよりも、周囲に合わせることに苦痛や困難が多く、単独で行動せざるを得ないという事情があるのです。不注意や気の散りやすさも、感覚処理の問題と不可分で、その部分にだけADHDといった診断をつけることは、いささか的外れなことが多いのです。

運動機能の問題もASDには頻度が高いですが、感覚処理の問題と関係が深いと言えるでしょう。学校生活は、ASDの大部分の人にとって苦痛な体験ですが、中でも体育の時間や運動会は試練の場となりがちです。勉強はできても、運動は苦手ということも多いと言えます。

（7）愛着とオキシトシン系の異常

もう一つASDの根本障害の一つと考えられているのが、オキシトシン系の異常です。オキシトシンは、元々分娩時や授乳時に分泌されるホルモンとして知られていました。前世紀も終わり近くになって、オキシトシンには他にさまざまな働きがあることがわかってきました。その一つは、親子の絆《きずな》やつがい関係を維持する愛着という仕組みを支えていることです。そのため愛情ホルモンとも呼ばれます。

わが子や愛する人と触れ合ったり、世話をしたりするとき喜びや安らぎを味わうことができるのは、このホルモンのおかげです。人と交わったり、親しみを感じたりする社会性の能力の土台となっているのも、オキシトシンです。目を合わせて笑顔を交わしながら、相手を思いやり、共感することができるのも、このホルモンの働きによるのです。

さらに、このホルモンには、ストレスや不安からわれわれを守ってくれる働きもあります。育児をするとき、母親はナーバスになりやすいですが、落ち着いて子どもにかかわれるように、子どもと触れ合ったり授乳したりするとき、オキシトシンが分泌され、安心感で満たされるのです。そして、普段活動的な人も落ち着いて、じっと子どもにかかわっていることにも耐えられるのです。

ＡＳＤでは、このオキシトシンが低下傾向を示し、またオキシトシン受容体の遺伝子の変異が認められる場合もあります。オキシトシンがうまく働かないことで社会性の障害が起き、また過敏で緊張しやすい特性がもたらされているのではないのか。そうだとすれば、オキシトシンを投与すれば、症状が改善するはずです。

実際、ＡＳＤの子どもにオキシトシンの点鼻薬を投与してみると、人に関心を示したり、アイコンタクトが増えたり、顔を見分けたりする社会性の能力が高まるだけでなく、反復行動が減少するなどの効果が認められました。

オキシトシンはＡＳＤの治療薬として有望視されていますが、ことはそう単純ではなさそうです。オキシトシンの点鼻薬による治療は、二十年も前から研究されているにもかかわらず、未《いま》だに研究段階でとどまっています。と言うのも効果が長続きしなかったり、あまり効果が得られなかったりすることも多く、問題が解決する状況にはないのです。

オキシトシンの働きが低下するもう一つの要因は、乳児期に愛情深い世話やスキンシップが不足することです。オキシトシン受容体が増える時期は、愛着形成の臨界期（重要で敏感な時期）でもあります。生後六ヶ月から一歳半までの一年間が、その期間に相当します。この時期に特定の養育者から抱っこや世話をたっぷり与えられることが、とても大事なのです。

生まれたときには何の問題もない子どもでも、こうしたかかわりが不足すると、自閉症にそっくりの状態になることがあります。

イギリスの精神科医マイケル・ラターは、イギリスで養子になったルーマニアの孤児たちを追跡調査し、驚くべき頻度で自閉症がみられることを発見しました。施設で暮らす子どもや虐待を受けた子どもには異常に高い頻度で発達障害が認められますが、ＡＳＤの頻度は二、三割にも達するのです。カナーの養育要因説は、部分的には正しかったことになります。

虐待やネグレクトといった冷たい環境で育つと、オキシトシン受容体の遺伝子にメチル化という変性を生じてしまい、うまく遺伝子が発現しなくなるのです。オキシトシン受容体の遺伝子に生まれつき欠陥があるとＡＳＤの特徴を呈しますが、生まれつきの欠陥がなくても遺伝子に異変が生じ、人に親しみを感じにくくなるということが起こるのです。

こちらは本来のＡＳＤというよりも、愛着障害によるもので、回避型愛着スタイルと呼ばれます。両者は症状的に似ているので、専門家がみても区別が難しく、ＡＳＤと診断されてしまうこともあります。

女性が社会で活躍することが求められる一方で、子育てへの支援はお粗末なものでした。アメリカでは一九六〇年代以降、日本では一九七〇年代以降、働く女性が急激に増えましたが、それに伴い、子どもを託児所や保育所に預けるということも増えました。ＡＳＤはともかく、回避型愛着スタイルの増加は、そうした社会の変化と無関係ではないでしょう。

その結果、見かけ上のＡＳＤが大幅に増えることになった可能性もあります。回避型愛着スタイルの人は、ヨーロッパでは成人の三割にも達し、ＡＳＤではないにしても、情緒的な共感や親密な関係を避け、自分の世界を優先する傾向をもつ人が大幅に増えているのです。

(8)分娩時外傷や低体重出産

ＡＳＤは、遺伝性の強い先天的な障害というのが、一般的な定説となっています。しかし、臨床の現場にいると、遺伝要因とは別の共通する要因が関係しているケースが多く認められます。その一つが分娩時のトラブルで、出産時外傷と呼ばれることもあります。イギリスでの研究（Stein et al., 2006）によると、きょうだいと比べても、ＡＳＤのケースでは、そうでないきょうだいの十二倍も出産時のトラブルに見舞われ、早産、難産、逆子、鉗子《かんし》分娩、吸引分娩、帝王切開などの割合が高かったのです。そうした状態では胎児に負担がかかり、低酸素状態や高い圧力による脳へのダメージなどが起きやすくなります。

遺伝要因と分娩時のトラブルとは無関係に思えるかもしれませんが、まったく無関係とも言えません。と言うのも、自閉症の子では頭が大きい傾向がみられ、そのため難産になりやすいとも考えられるのです。

一方、晩婚化や低体重で生まれることも、ＡＳＤのリスク要因となります。高齢出産の増加により子宮が硬くなりやすく、また予定日近くまで無理をして働くことが多いこともあり、早産や低体重児の出産が増える傾向にあります。痩せた体形へのこだわりから、母親が妊娠中も体重が増えることを嫌うことも影響しているのではないかと言われています。

（9）長時間の画面暴露

　テレビの登場以降、くすぶり続けてきたのは、幼い時期から画面を長時間眺めることで発達への何らかの影響があるのではないかという疑惑でした。光が激しく動く画面に子どもは引き寄せられやすいですが、画面に映った人物には現実の人物と違って相互応答性がなく、画面を見る時間が長くなりすぎると、社会性の発達にはマイナスになると考えられてきました。最近の研究でも、ゼロ歳から一歳という低年齢で長時間、画面を見続けることが不注意や言葉の発達の遅れ、向社会的行動の減少を招き、自閉症様の症状のリスク要因となることが示されています。

　特にゼロ歳といった低年齢で、長時間、画面を見続ける状況におくことは避けたいものです。画面を眺めている間、親子のかかわりは認められず、画面を見続けることの直接的な影響だけでなく、親子の相互的かかわりが妨げられることもマイナス要因となっていると考えられています。

(10)エピジェネティック理論

ＡＳＤをはじめとする神経発達障害は、ここ数十年、主に遺伝要因によって起きていると考えられてきました。カナーが提唱した養育要因説は間違いだったと否定され、遺伝要因を重視したアスペルガーの説のほうが正しいとみなされたのです。

しかし、発達障害があまりにも増えるという事態を前に、専門家たちも、その定説を疑い始めています。もし本当に、それほど遺伝要因が強い障害ならば、有病率はたやすくは変わらないはずだからです。同じように遺伝要因が強い統合失調症の有病率は、ここ数十年ほとんど変わっていません。

しかも増加の程度は、近代化した社会ほど目立っているのです。それを最初に示したのは、イスラエルのデータでした。アフリカで生まれてイスラエルに移住した人では、ＡＳＤ（この研究では広汎性発達障害）に該当する人がほとんどいなかったのに対して、同じアフリカ系でもイスラエルで生まれ育った人には、ヨーロッパ系と同じくらいの頻度でＡＳＤが認められたのです。

近代化した社会で生まれ育ったというだけで、遺伝子が急に変わってしまうというのは考えにくいことです。何らかの環境要因、それも近代化した生活と結びついた要因がASDの増加にかかわっているのではないのかという疑いが次第に膨らんできたのです。

そこに登場したのが、エピジェネティック理論です。「エピ」とは、「〜の上に」という意味です。遺伝子の上から遺伝子を制御する仕組みがあるというのがエピジェネティック理論で、遺伝子を制御しているのが、実は環境だと言うのです。環境からの刺激によって、遺伝子自体が変わるということです。

これまで述べてきたいくつかの仮説と遺伝的な制御の仕組みとが結びついて、ASDの発症メカニズムが理解されようとしているのです。遺伝子は、化学物質などによって変わることもあれば、環境の心地よさや過酷さによって変化することもあるのです。先の項で、ネグレクトされた環境で育つとオキシトシン受容体の遺伝子がメチル化を起こし、遺伝子としての機能を失うということに触れましたが、これもエピジェネティックな制御の一例です。回避型に変化することによって、子どもは世話や優しさを期待しなくなり、傷つかなくて済むようになるわけです。その環境で生き残っていくために必要な変化でもあるわけです。

他にも、よく使う解熱剤や身近な化学物質によっても、重要な遺伝子がメチル化を起こすことが知られるようになっています。

カナーが唱えた養育要因説と、遺伝要因を重視したアスペルガーの「自閉的精神病質」の理論は、前者が間違いで、後者が正しかったという単純な問題ではなかったのです。

ＡＳＤの要因として、環境が重要な要素であることはもはや疑いなく、その重要性が再認識されようとしています。

第六章　ASDと解毒システム

ＡＳＤの人にはなぜ消化器症状が多いのか？

近年、脳と腸の結びつきは脳腸連関と呼ばれ、その重要性が注目されています。脳と腸は、自律神経系、免疫系、内分泌系を介して信号を送り合い、互いに影響し合っていると考えられています。脳が感じるストレスが腸に影響するだけでなく、腸の状態が脳の機能にも影響します。両者が悪循環を形成することも珍しくありません。腸は「第二の脳」と呼ばれるほどです。

ＡＳＤでは便秘や下痢、消化不良や吸収不良、食物アレルギーなどの消化器症状を伴いやすいことが経験的に知られていましたが、専門家の多くは長年、その関係を否定し続けてきました。専門家間の意見の相違を反映して、これまで報告されたＡＳＤに伴う消化器障害の頻度は九〜九十一％と、研究によって大きなバラツキを示していますが、控えめにみても四割程度に達するのではないかと思います。

人の腸には、百種類、百兆にも及ぶ細菌が棲《す》んでおり、それらがバランスをとりながら細菌叢《そう》（微生物のコミュニティ）を形成しています。腸内細菌叢（顕微鏡で見るとお花畑《フローラ》のように美しいことから腸内フローラとも呼ばれます）の役割やその重要性が認識されるようになるとともに、近年ようやく消化器障害とＡＳＤの深い結びつきも裏づけられてきています。ＡＳＤの子どもでは腸内細菌叢が偏り、多様性に欠けているとされます。悪玉の腸内細菌が異常増殖を起こし、病原体から体を守っている善玉菌が減り、バランスが悪くなっているのです。

悪玉菌の一つと目されているのはクロストリジウム属で、自閉症の子どもの腸ではクロストリジウム属が異常増殖していることが報告されています。これらの菌は、ｐ－クレゾールという有害な物質を産生し、下痢や腸炎を起こすことが知られていますが、自閉症の子どもの尿を調べると、この物質が多く検出されます。さらにｐ－クレゾールをマウスに投与すると、自閉症に似た行動や脳内変化を引き起こすことも実験で確かめられています。

腸内細菌叢の異常は、ＡＳＤの発症メカニズムの新たな可能性を示すものとして注目されています。

その発見の端緒となった事実の一つは、自閉症になった児童には耳や鼻の感染症にかかり、抗生物質で治療を受けた子が多いという小児科医の経験でした。

抗生物質は腸内細菌を殺し、健康な腸内細菌叢に破壊的なダメージを与えてしまいます。ところが、ウイルスの感染によって起きる風邪にも、安易に抗生物質の投与が行われてきました。ウイルスに抗生物質はまったく効かず、逆に殺す必要のない腸内細菌を殺傷します。珊瑚礁《さんごしょう》のようにバランスのとれた生態系である腸内フローラを、まるで水爆でも落としたように破壊してしまいます。

腸内細菌叢が破壊された痕に跋扈《ばっこ》しやすいのがカンジダと呼ばれる真菌（カビの一種）で、菌類の増殖はお腹の痛みやお腹が張るといった腸の症状だけでなく、イライラや頭痛、痒み、集中力低下といったさまざまな症状の要因になっていると考える専門家もいます。

菌類は酵母の一種でもあり、糖分を好みます。糖分の多い食品をとりたがる場合、カンジダなどの菌類が腸内に増殖している可能性もあると指摘する研究者もいます。

大腸にいるはずの菌が小腸にも

ＡＳＤの腸内細菌の異常としてもう一つ注目されているのは本来、大腸に生息するはずの菌が小腸に移り住み、異常増殖を起こしていることです。この現象は小腸微生物過剰増殖と呼ばれ、三百人以上の自閉症の子どもを検査した研究によると、三分の一以上の子どもに認められたとのことです。

なぜ、こうした現象が起きるのかについては、副交感神経系の働きが弱いためと考えられています。腸の働きがゆっくりになり、食物の滞留や異常発酵が起きてしまうのです。副交感神経の働きを活発にするために、大きな声で歌を歌うといった活動をすると、改善が認められたという報告もあります。

腸内環境を整える

　生後十九ヶ月の息子を自閉症と診断された一人の母親が、わが子を何とか救おうと改善法を探し回った末に、ある研究に行き着きます。それによると、自閉症の子どもの約九割で、尿中に特定のオピオイドペプチド（モルヒネに似た作用をもつアミノ酸配列）が高濃度に検出され、このオピオイドペプチドはグルテン（小麦などの穀物に含まれる成分）やカゼイン（牛乳に含まれるタンパク質の一つ）の不完全な分解産物だと推測されていました。それにヒントを得たその母親は、息子の食事からグルテンやカゼインを含んだ食品を取り除く試みを始めました。息子はその後、劇的な改善をみせ、四歳のときには自閉症の診断が外れるまでになったのです。

　自閉症の子どもでは、グルテンやカゼインを分解する酵素が減っているとされます。そのため他の子どもと違って、グルテンやカゼインがうまく処理できない場合があると考えられます。

近年、グルテンやカゼイン自体が原因ではなく、穀物の栽培に使われる除草剤などの薬品が原因ではないかという仮説も提出されています。

腸内細菌叢の異常が自閉症に伴う消化器症状やそれ以外の症状にも関与していることは、疑いのない事実でしょう。ただ、これが自閉症の原因なのか、それとも自閉症の過敏な特性により、自律神経が乱れやすいことや偏食になりやすいことの結果なのか、まだはっきりとした結論は出ていません。根本的な唯一の原因ではないとしても、悪化要因の一つとなって悪循環を形成している可能性は高いでしょう。

腸内フローラを整えるプロバイオティクスが、最近では身近なものとなってきていますが、消化器症状を伴うＡＳＤでは、試してみる価値があると思われます。ただ、通常の服用では、胃酸で壊されるため腸内まで届きにくく、ましてや定着させることは容易ではありません。

そこで登場し、効果を発揮しているのが、便微生物移植という方法です。これは健康な人の腸内細菌を腸内に移植するものです。糞便《ふんべん》を注入する方法がとられることもありますが、新しい方法では採取した健康な人の便から食物のかけらや便の部分を取り除き、洗浄した微生物だけをカプセルに詰めて服用するという方法が用いられています。抗生物質をあらかじめ服用して、クロストリジウム属のような有害な腸内細菌を退治してから、カプセルを服用するという方法も使われます。まだ研究の段階ですが、消化器症状のみならず行動面での改善が認められたと報告されています。

さらに奥の手とされているのが、蠕虫《ぜんちゅう》という腸内寄生虫を腸に飼うという方法です。蠕虫は痩身効果でも知られますが、炎症やアレルギーを抑える効果も期待されています。ＡＳＤに対する効果は、未知数です。

便移植や蠕虫療法はともかくとしても、有害な添加物などの摂取を減らし、発酵食品などを含むバランスのよい食事を心がけることは、重要だと言えるでしょう。

解毒能力が弱い

生体は、外から酸素や水、栄養素をとり入れる必要がありますが、そのとき外敵や異物、毒物も入ってきてしまいます。外敵である微生物や異物に対しては、免疫系と呼ばれる仕組みが対処を行っています。一方、毒性のある物質や老廃物を解毒して排出する役割の中心を担っているのが肝臓です。

解毒の経路には、メチル化、スルホン化、アセチル化、グルタチオン抱合、アミノ酸抱合、グルクロン酸抱合の六つがあり、通常、毒物は何段階もの代謝を経て安全な物質に転換され、主に腎臓から尿として体外に排出されます。

メチル化を行うのに、必要になるのがビタミンB_{12}です。ASDでは、このビタミンB_{12}が欠乏しやすいと言われています。

また、スルホン化は、重金属やフェノール類の無害化やホルモンの処理などに必要で、この代謝経路が弱いと、消化器系の症状や皮膚症状、ホルモンのアンバランスなどを生じやすくなります。ASDでは、この代謝経路に、しばしば問題を抱えていることがわかっています。

グルタチオンは、生体に備わったもっとも強力な抗酸化物質であり、酸化ストレスから細胞を守っています。それと同時に、毒物や薬物などの解毒、排出に重要な役割を担っています。

免疫系がうまく働くためにも、グルタチオンによって生体内の環境が酸化や毒物のストレスから守られていることが必要なのです。つまり、グルタチオンの濃度の低下は、何重もの不利を生じ、風邪を始終引いたり下痢をしたり、といったさまざまな不調を引き起こすことになります。ところがASDでは、グルタチオンの血中濃度が低い傾向が認められるのです。

もう一つ、食品から生じる毒性物質の解毒にかかわっている酵素の一つが、フェノール・スルホトランスフェラーゼです。これは、食品に含まれるフェノール化合物を無害なものに分解するために必要な酵素です。フェノール化合物は、リンゴやバナナのような果物やアーモンド、バニラのほか、合成着色料や合成保存料にも含まれます。自閉症の人の約九割で、この酵素の活性の低下が認められているのです。

酵素の活性が弱いと、フェノール化合物を分解できず、それが自閉的な傾向や過敏で落ち着きがない傾向につながっているのではないかと考えられています。合成着色料は、ADHDとの因果関係も疑われています。

合成着色料を使った飲料水や食品の摂取を控えることは、自閉的な傾向や多動な傾向がある場合には、特に重要だと言えるでしょう。

この酵素は、グルテンやカゼインの消化にもかかわっているとされます。一部のケースでは、グルテンやカゼインの摂取を控えることで症状の改善が報告されています。

解毒だけでなくストレスの無害化機能も弱い

解毒に使われる代謝経路はいくつもあり、またそれぞれの代謝経路が何段階ものプロセスから成り立っています。そのどこかの段階に支障があると、解毒がうまく行われません。それが遺伝子の変異によって起きる場合もあります。両親の卵子と精子が出合って、新たな受精卵が誕生したとき、遺伝子のＤＮＡのコピーを両親から半分ずつ受け取ります。そのとき、解毒に必要な酵素の遺伝子のＤＮＡが、たった一ヶ所、転写ミスを起こしただけでも、代謝がうまく進まなくなることがあります。

受精卵として誕生したときには問題がない場合でも、その後の環境からのさまざまなストレスによってＤＮＡが変化し、うまく働かなくなる場合もあります。

遺伝要因だけでなく、それに環境からのストレスや相互作用が加わり、最終的に遺伝子の働きが決まります。そうした遺伝子の変異の中には、前述のグルタチオンの働きを低下させたり、メチル化を阻害したりするものもあるのです。

ただ、どこか一つの経路がうまく働かなくても、その経路での代謝が必要な物質の摂取を減らしたり、不足しやすい物質を食品やサプリメントや医薬品で補充したりすることで悪循環を防ぎ、体内環境を改善することが可能です。

さらに重要なことがあります。解毒と言うと、有害物質を無害化するという面にばかり注意が向きますが、実はグルタチオンのような解毒システムは、心理社会的な環境からのストレスによって生じる活性酸素を無害化することにもかかわっています。解毒システムが弱いということは、心理的ストレスに対しても抵抗力が低下することを意味し、心の傷やダメージを蓄積しやすいと言えるのです。

解毒を助ける食品

まず実践すべきは、日頃の食生活において、解毒を助ける食品をとるように心がけることです。物理的（紫外線、放射線、音や振動）、化学的（毒物や薬品）、生物学的（感染、寄生）ストレスだけでなく、心理社会的ストレスは酸化ストレスとなって、われわれの体の器官や細胞に、さらにはDNAにダメージを与えますが、抗酸化作用のある食品を豊富にとることで、ある程度そのリスクを下げることができます。代表的なものとしては、ビタミンCを豊富に含む緑黄色野菜や果物、中でもブロッコリーやカリフラワー、ケール、キャベツ、ブルーベリー、アサイーベリーや柑橘《かんきつ》類などです。

また、ビタミンEを多く含むアーモンドやナッツ、ごまなどの種子類、ひまわり油などの植物油が挙げられます。それ以外にもポリフェノールを多く含み、鉄分の豊富なプルーンや、解毒効果とともに長寿効果もあるタンニンが豊富な緑茶などがお勧めです。

また、にんにくやタマネギ、ネギに含まれるアリインは抗酸化作用をもち、重金属の解毒を助ける作用もあります。また、海藻には解毒作用を助ける微量栄養素のセレニウムが豊富に含まれます。

食生活はファストフードやインスタント食品に頼ることが増え、カロリーは豊富になる一方で、栄養のバランスが偏り、抗酸化や解毒に役立つビタミンやミネラルは不足しがちです。そうした背景も、ＡＳＤの広がりの一端にかかわっているかもしれません。

さらには手間をかけた食事を日々用意し、一緒に食べることは、子どもや家族とのかかわりを増やし、その質を高めることにつながります。できるだけ手間を省き効率化ばかりが進められてきましたが、子育てや家族とのかかわりにおいて何よりも大事なことは、むしろ手間をかけることなのです。それによって、後で取り上げる愛着安定の効果も期待できます。

ビタミンやミネラルの補充療法

解毒をもっと積極的に促進し、状態の改善を図るという場合には、先に述べたような代謝を助けるビタミンやミネラルを、サプリや医薬品でとる治療も行われます。治療として行うには専門的な知識が必要なので、専門家に相談することをお勧めします。

その人その人で、必要なものや最適の組合せは異なります。同じ栄養素でも、組合せによって効果が異なるのが普通です。根気よく試行錯誤を重ねる必要があります。

忙しさや面倒さのため、まとめて服用するといったことになりがちですが、栄養素の補充療法では一度にとるよりも一日三、四回に分割し、一回量を少なめにしたほうが吸収効率がよくなると考えられています。一度に大量にとっても、多くが吸収されないか、尿として排出されるだけになるからです。

解毒作用を助けるという点で、特に重要なのはビタミンB_{12}です。メチル化などの解毒に不可欠ですが、消化器系の異常があるとうまく吸収されないため、ＡＳＤの人では特に不足しやすいのです。

美白やアンチエイジングにもよく使われるグルタチオンも、有用性が期待できます。ただ通常の剤形で服用しても吸収されにくく、アメリカではリポゾームと呼ばれる脂肪の粒と一緒に封じ込めたカプセルや、点滴による投与が行われています。

小麦の胚芽やほうれん草に豊富に含まれるトリメチルグリシンも、メチル化による解毒を助けます。葉酸やビタミンB_{12}、メチオニンなどを一緒にとることで、効果が発揮されます。

リラックスするための工夫

解毒を助ける食品やサプリの摂取とともに、酸化ストレスを増やす要因となる心理社会的ストレスや緊張を減らすことも重要な対処法です。ＡＳＤの人ではオキシトシン系の機能の問題や迷走神経の働きの問題があり、また不安を鎮めることに関係しているセロトニン系やＧＡＢＡ系の機能が弱いため、緊張や不安が強く、体が硬くなっていることが多いと言えます。過度な緊張は、肩こりや頭痛、腰痛、下痢などの原因となります。

リラックスのための工夫を生活にとり入れることで、体調面にもメンタル面にもよい効果がもたらされます。そのための方法として効果的なのは、自律訓練法や段階的筋弛《し》緩《かん》法、マインドフルネスなどがあります。

緊張を緩めるための薬剤や漢方薬が効果的な場合もあります。ただ、その場合も依存性のある抗不安薬などに頼りすぎないように、できるだけ依存性のない薬で対処することが重要です。

カモミール・ティーやホットミルクは、安眠効果があるでしょう。ラベンダーなどの入浴剤を入れたお風呂で適度に体を温めるのもお勧めです。夏場は入浴後ある程度時間が経ったほうが眠りやすいですが、冬場は体が冷めてしまわないよう、三十分以内にベッドに入ったほうがよいでしょう。

第七章 ＡＳＤと脳の統合

ASDと脳の統合

胎児の頭蓋骨は柔らかく、また産道を通過できるように骨の各パーツが移動して形を変え、小さくすぼまるようになっており、脳は圧力をそのまま受けやすくなります。扁桃体《へんとうたい》や視床下部、下垂体のような器官は特にダメージに弱く、その後の発達に影響します。損傷した部位によってさまざまな問題が生じますが、乳児期からみられやすい特徴としては、母乳を吸う力が弱いとか、よく戻すとか、目の向きや動きがおかしいとか、感覚が敏感、神経質であるといったことです。

後で述べる反射の異常もその一つです。もう少し大きくなると、注意して観察すれば一般の人にでも見分けられやすい神経学的兆候としては、眼球運動の異常、歩行など運動機能や平衡感覚の問題があります。体の左右のバランスが悪く、片足立ちや交互に手を振って行進することも苦手です。

成長とともに目立たなくなることも多いのですが、小学校低学年くらいまでは影響が特に残りやすいと言えます。逆に、年齢が少し上がってから、症状が目立つようになる場合は出産時のトラブルによるというよりも、遺伝要因や後天的な環境要因の影響が考えられます。

脳は左半球と右半球という、半ば独立した二つの半球から構成されています。脳梁《のうりょう》という神経線維の束でつながっていますが、二台のコンピューターをケーブルでつないでいるようなものですので、二台がいつもうまく連動して働くとは限らないのです。

ＡＳＤの人では、このケーブルにあたる脳梁の発達が悪く、神経線維のつながりが乱雑な傾向がみられます。つまり構造的に、混線や混乱が起きやすいのです。

左右の半球は、それぞれ特性の違うコンピューターのようなもので、役割が少し違っています。左脳は、言語的で論理的な処理が得意です。それに対して右脳は、イメージや直感的な処理が得意です。カナータイプの自閉症では、左脳の働きが弱いとされます。言語的な処理よりも、視覚的、感覚的な処理が得意なのです。一方、アスペルガータイプでは、左脳の働きがむしろ優位であると言えます。

機能を回復するために

分娩時の脳の損傷などによる機能障害を改善するためには、骨が折れたときに行うようなリハビリテーションだけでなく、新たな回路を作るための取り組みが必要になってきます。

ＡＳＤに伴う脳機能の問題においては、通常のリハビリで扱うような運動機能や言語機能の障害だけでなく、人と接したり一緒に何かをしたりといった社会的機能や、気持ちや行動をコントロールする機能も重要な対象になります。しかも、通常のリハビリであれば療法士やトレーナーとコミュニケーションをとりながら目標を共有し、協力して取り組んでいくわけですが、ＡＳＤの人では、そもそもそうしたことが極度に苦手で、一緒に取り組むということがなかなか成り立ちにくいのです。

専門的なトレーナーであれ、ご家族であれ、トレーニングをして機能を高めたいと思っても、本人にはまったくそんな気持ちはなく、興味も意欲もないということになりやすいのです。無理強いしたところで、逆効果になりかねません。本人が興味をもち、苦痛を感じずにやれるようなトレーニング法を工夫する必要があります。

リハビリ的なアプローチとは別に、脳の構造自体を改善することを目指したアプローチもあります。一旦でき上がった脳の構造をどうやって改善するのか、と不思議に思われる方も多いことでしょう。もちろん、脳の構造そのものを変えるのには限界があるのですが、機能的なバランスを変えていくことで脳の構造が少しずつ変わり、症状が改善できるということがわかってきています。近年、ASDの改善効果が注目されているアプローチをいくつか紹介しましょう。

感覚処理障害と感覚統合療法

日常生活の支障に直結しやすい、感覚処理障害の改善トレーニングからみていきましょう。

まず最初のステップとして、感覚プロファイルという簡単な検査を受けて、感覚処理の問題を把握します。児童用から成人用まであるので、どなたでも受けられます。そのうえで感覚処理の特性や問題点が明らかになったら、それに基づいて対処を考えていきます。時間的余裕がない方は、拙著『過敏で傷つきやすい人たち　HSPの真実と克服への道』に簡易なチェックリストや解説が収録されていますので、そちらで傾向を把握されてもよいでしょう。

感覚プロファイルでは、低登録、感覚探求、感覚過敏、感覚回避の四つの項目で、感覚特性を指標化します。ASDの人では、低登録、感覚過敏、感覚回避が高いというケースがもっとも典型的ですが、そのうちの一部だけが高い場合もあります。

たとえば低登録が高く、スイッチが入りにくいとか切り替わりにくいという場合には、刺激を強くするばかりではなく、意図的に刺激を弱くしてみることが効果的です。わざと小声で話したり、微《かす》かな力で触ったりします。遊びの要素を取り入れ、ゲームにして楽しむのもよいでしょう。タイマーをセットして「早く起きてください。十分後に、爆発します」といった方法も、切り替えに有効です。

また、七つの感覚ごとの特性も把握していきます。七つの感覚とは、いわゆる五感、すなわち視覚、聴覚、触覚、嗅覚、味覚に、体性感覚と前庭覚の二つの感覚を加えたものです。

体性感覚は筋肉や腱《けん》、関節の動きなどの感覚で、自分の動きを感じ取り、制御することにかかわっています。体性感覚が弱いと動きが粗雑になったり、人や物にぶつかったり、器用な動きや身のこなしができなかったりします。社会的スキルや生活技能にも大きくかかわります。

前庭覚は平衡感覚や回転を感じる感覚で、前庭覚の調整がうまくいかないと車酔いをしやすかったり、めまいを起こしやすくなったり、不調を感じやすくなります。お天気や気圧に体調や気分が左右されやすい傾向にも関係しているようです。

この二つの感覚も、実はとても大事です。

ＡＳＤの療育に広く取り入れられているのは感覚統合療法と呼ばれるアプローチで、トランポリンやブランコをしたり、駆け回ったり、大きなボールを使ったり、体を使った遊びに興じる中で楽しみながら自然に感覚を刺激し、複数の感覚の統合を促すトレーニングを行います。療育プログラムには、取り入れられていることが多いと思います。

さらに効率的に感覚処理障害の改善や感覚統合を図り、脳機能を改善し、集中力や学習能力、コミュニケーション能力、感情のコントロールを高める専門的なトレーニングとして、ｉＬｓ（Integrated Listening Systems）が開発したフォーカス・システムなどがあります。

自宅でも気軽に行うことができます。ツイスターやスケートボード、自転車も、感覚統合に効果的ですし、ピアノやキーボード、楽器の演奏も左右の手や足を別々に使うので、とてもよい刺激になります。年齢が上がっても、全身を使った運動やバランス感覚を刺激する体操、楽器の演奏などは脳の統合を促し、心身のバランスを整えるのに役立つでしょう。

刺激を与えることで、刺激に次第に慣れていきます。刺激の強さはいつも一定ではなく、緩急をつけたり、段々強くしたりすることで感覚調整能力が高まっていきます。同じ走るのでも、一定のペースで走るより、ゆっくり走ったり、速く走ったり、スキップしたりとメリハリをつけましょう。変化や遊びの要素があったほうが効果的です。

そうした中で、過敏な傾向も低登録な傾向も、改善していきやすいのです。

反射を統合するテクニック

反射とは、神経回路に起きる自動的な反応のことです。よく知られているものに膝蓋腱《しつがいけん》反射があります。膝のお皿の下をハンマーで軽く叩くと、ビクンと膝が跳ね上がります。それ以外にも、身近なものにモロー反射があります。赤ちゃんが眠っているときに物音に驚いたりすると、瞬間的に手を前に差し出す反応をします。

脳神経にダメージが起きると、反射が弱くなったり、逆に過剰に起きるようになったりします。ＡＳＤでは、反射を抑制する仕組みが未発達なことも多く、病的な反射が現れやすいのです。

たとえば、驚いたときに固まってしまう原始的な反射は、恐怖麻痺《まひ》反射と呼ばれます。ＡＳＤの人では、この反応が起きやすく、そのため突然の刺激に驚愕《きょうがく》したり、予想外のことに出くわしたりすると、体が固まってしまいやすいのです。こうした反応が適応的な対処を妨げ、失敗体験から余計に不安や緊張が強まったり、自己有用感の低下を招いたりします。

モロー反射が強い場合も、抑制系の機能が未発達であることを示し、過敏で落ち着きがなく動き回ったり、叫んだりといった状態を伴いやすいと言えます。ボールをキャッチするのが苦手だったりもします。

こうした異常な反射を抑えるためには、先に述べた感覚統合のためのトレーニングもある程度有用ですが、病的な反射に特化したテクニックも使われます。恐怖麻痺反射には、湧泉《ゆうせん》という足の裏のつぼ（親指の下と他四本の指の下の膨らみの間の谷間付近）を親指の腹で押すと、筋肉の緊張が緩み、リラックスする効果があるとされます。

また、モロー反射をコントロールするトレーニングに使われるのが、「何か来るぞ!」という遊びです。部屋の中を一緒に回りながら、恐怖の対象に見立てたものを発見して、息をのみ、次にそれが安全なものだとわかって、ホッとするということを繰り返します。たとえば、「何か来る

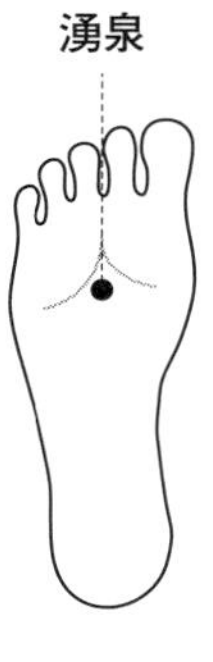

ぞ！　お、あれは怪物だ！　いや、ただの縫いぐるみだった」というような具合にです。

恐怖麻痺反射やモロー反射は、もう少し年齢が上がると腱防御反射として残ることが多く、ＡＳＤの子どもではある程度年齢が上がっても、この反射の亢進がみられます。それに伴ってしばしばみられるのが、つま先立ち歩き（尖足《せんそく》歩行）です。

姿勢の硬さや緊張と関係が深いもう一つの反射は緊張性迷路反射で、これが亢進していると頭痛や車酔いなどを起こしやすく、体のバランスが悪くなり、高いところや階段を怖がったりする要因にもなります。

改善法としては体をゆすぶったり、飛び跳ねたりする遊びが有効です。晩婚化して両親の年齢が上がると、体を使った激しい遊びより、おとなしい遊びを好みがちですが、子どもの発達にとっては全身を使った遊びに興じることが大切だと言えるでしょう。

ヴィジョン・トレーニング

アイコンタクトが乏しいというのは、ＡＳＤの代表的な症状です。それ以外にも、ＡＳＤには視覚に関係するさまざまな症状がみられます。目をスムーズに動かせないといった眼球運動の問題も少なくありません。目で指先の動きを追ってもらうと、頭や体も一緒に動いてしまうのです。それを止めて、目だけを動かそうとすると、引き戻されるように左右に不連続な動きをすることもあります。

また、二割くらいに斜視が認められるとも言われています。視力の低下を伴いやすく、目を細めたり、閉じたりする行為や、指の間から向こうを眺めたり、目をこすったり、目を大きく開いたりする動作も特徴的です。電灯をじっと眺めたり、くるくる回る物や光に惹《ひ》きつけられたりすることもよくあります。人や物によくぶつかったり、けつまずいたり、身のこなしが不器用だったりするのにも、視野や目の動きの問題が関係していることが多いのです。

左右の両方の目が一つの視野を結ぶためには、左右の脳の間で情報の伝達がスムーズに行われる必要があります。また、運動や作業を器用に行うためには、視覚と手足の動きをうまくシンクロさせる必要がありますが、視覚と手足ではコントロールしている脳の領域が違います。

手は、反対側の脳（右手なら左脳の前頭葉運動野）によって制御されますが、目は左右半分ずつの視野に分けて、それぞれ反対側の脳（後頭葉）で情報処理が行われます（そのため、左側の後頭葉に損傷を受けると、どちらの目も右側半分が見えなくなります）。手と目では情報処理の仕方が微妙に違っているため、目と手を組み合わせて用いる動作は、神経発達の影響を受けやすいのです。

ＡＳＤの人では、視覚の問題以上に、視覚と運動を組み合わせて使いこなすのが苦手です。本を読んだり、学習したりする場合にもスムーズな目の動きが必要ですし、社会的スキルを使いこなすためにも、目と手足を連動して使いこなすことが求められます。運動面だけでなく社会的スキルの不器用さにも、学習の問題にも、しばしば視覚の障害がからんでいるのです。

この領域のパイオニアの一人であるメルヴィン・カプランによると、自閉症も含め、精神的な障害をもつ人の約三分の二に何らかの視覚機能障害があり、ことに重度で慢性の精神障害がある人では、その割合は八十五％近くにも上るとのことです。

カプランによれば、自閉症にみられる目をきょろきょろさせたり、体をくねらせたり、同じ動作を繰り返したり、髪の毛を抜いたりといった自己刺激的な行動も、視覚機能の欠陥を埋め合わせたり紛らわせたりするために行っている面があるというのです。

その点をトレーニングすれば、視覚的な能力のみならず、学習や社会性などさまざまな面での改善が期待できます。

こうしてASDのみならず、学習障害などの改善にも取り入れられているのがヴィジョン・トレーニングです。ことに斜視があったり、眼球運動がスムーズに行えないケースには効果が期待できます。

ヴィジョン・トレーニングは、両目を協働させながら、うまく使いこなす訓練だと言えます。近年では家庭でできる訓練用のワークブックも普及してきましたが、専門家の指導のもとに実施されることをお勧めします。

また、視覚機能の欠陥を補うために、特殊なレンズやプリズムが使われることもあります。うまく補われると、行動や学習面における改善にもつながります。

頭蓋仙骨療法（クラニオセイクラル・セラピー）

脳や脊髄といった中枢神経系は、脳脊髄液という栄養豊富な液に浸された状態で、髄膜という三層の膜によって密閉されています。この三層の膜は、互いにスライドすることができ、姿勢の変化にも対応できるのですが、自由にスライドできないと、さまざまな不調や機能の問題を引き起こしやすくなると考えられています。また、脳脊髄液の環流がうまくいっていないことも、不調の原因となるとされます。頭蓋仙骨療法は、バランスの悪い部分や動きが硬い部位を見つけて、そこに繊細なタッチを行うことで柔軟な動きを回復させ、バランスを整えようとします。

ＡＳＤの人では、緊張が強く体が固まっている傾向がみられますが、脳を包む髄膜の緊張も高く、脳脊髄液に高い圧力をかけたり、脳脊髄液の環流を妨げたりしやすいと考えられています。

ＡＳＤの原因はさまざまですが、そうした要因が症状の悪化に関係しているケースでは、この療法を行うと、心身の不調や過敏性、睡眠や行動の問題など幅広い面で改善がみられることがあります。悪化のリスクなく行えるので、安全性の点でも優れています。

ポリヴェーガル・セラピー

もう一つ、近年注目されているアプローチに、ポリヴェーガル理論に基づいた方法があります。これは、迷走神経の癒やしの力に注目した方法で、この理論を打ち立てたインディアナ大学のステファン・ポージェスは、迷走神経に二つの枝があることを最初に発見した人でもあります。ポリヴェーガルとは、「ポリ＝多数」と「ヴェーガル＝迷走神経の」を組み合わせた用語で、「一つではない複数の迷走神経」という考え方に基づいています。

迷走神経という言葉を聞いたことがない方も多いかもしれませんが、副交感神経の根幹になる神経だと言えば、ピンときやすいかもしれません。迷走神経は、脳の中で呼吸といった生存に不可欠な自動調節作用を司る延髄につながっています。大脳に損傷を受けても、すぐに死ぬわけではありませんが、延髄に損傷を受けると即死してしまうのは、生命の維持に直接かかわっているためです。

迷走神経は、その名の通り複雑な走り方をしているため、なかなかその全貌が正確に掴みきれず、迷走神経に二つの枝があるということがわかったのも、一九九〇年代と比較的最近のことです。

二つの枝は、お腹側を走る腹側枝、背中側を走る背側枝で、背側枝は進化的にも古く、下等な生き物にも備わっていて、生命維持に関係の深い呼吸や消化をコントロールしています。

一方、腹側枝は哺乳類だけにみられるもので、安心や信頼や社会的なつながりといった高度な機能と関係しています。強いストレスを受けるとうまく働かなくなり、そのため他者との安定した関係をもつことが困難になると考えられます。

さらにポージェスが注目したのは、迷走神経と中耳の関係です。中耳は鼓膜と内耳の間にあって、音の振動を伝える役割をしています。耳小骨という小さな骨が三つ組み合わさり、耳小骨同士をさらに小さな筋肉が結んでいます。鼓膜張筋とアブミ骨筋という体の中でもっとも小さな筋肉が、実は大変重要な役割を果たしているのです。大きな音で強い振動を受けたときに、鼓膜や耳小骨が震えすぎないように筋肉を緊張させます。逆に、小さな音を聞き取らねばならないときに、緊張を緩めて、震えやすくするわけです。こういう非常に繊細な調節の仕組みによって、われわれは大きな音でも、非常に小さい音でも、対応することができるのです。

もし、この仕組みが弱いとどうなるでしょう。大きな音は大きな音のままで内耳に到達するため、頭が痛くなったり気分が悪くなったりするでしょう。疲れやすいということにもなるでしょう。一方、小さな音には、すぐに反応できないということも起きるでしょう。

中耳にある二つの小さな筋肉は、感じる音の大きさを調節するだけでなく、声の出し方や顔の表情とも関係しています。それは二つの筋肉のうち、アブミ骨筋が顔面神経とつながっているということによるでしょう。発声や表情を巧みに調整できることは、高いコミュニケーション能力や社会的スキルにもつながります。

また、中耳の働きは、呼吸、心拍数にも関係していますが、入ってくる音の大きさを調節することは、自律神経の反応とも関係しているためでしょう。

ＡＳＤの場合、声のトーンや表情など非言語的コミュニケーションが不器用で、また音に過敏で自律神経系の過剰反応も起きやすいことを考えると、中耳の二つの筋肉をトレーニングすれば発声や表情が豊かになり、コミュニケーションや社会的スキルの改善につながるだけでなく、音に対する過敏さやストレスを軽減し、生活しやすくできるのではないかという期待が生まれます。

ポージェスは、そうした理論に基づいて音に対する過敏性を改善するためのＳＳＰ(Safe and Sound Protocol)と呼ばれるプロトコールを作成しています。それは、フィルターをかけて、人の声に近い音域に制限した音楽から、次第に広い音域の音楽を聞かせて中耳の二つの筋肉をトレーニングするというものです。ＡＳＤだけでなくＨＳＰやＰＴＳＤ、愛着障害のケースにも効果を認めています。

肩こりや絶壁頭とも関係

ポージェスの迷走神経の理論からインスピレーションを受け、迷走神経を活性化させる方法を開発したのが、スタンリー・ローゼンバーグです。彼は、頭蓋仙骨療法のセラピストでしたが、あることに気づきました。不注意の問題で悩んでいるＡＳＤの患者さんのほとんど全員が、右の胸鎖乳突筋の緊張が強く、また絶壁頭の人が多いということです。

　胸鎖乳突筋は、鎖骨と胸骨と、耳のつけ根の三点を結んだ三本の筋肉で、首を支えるとともに、その動きを生み出しています。首を左右に動かすと、浮き上がる筋肉です。

　また、首筋から両肩にかけて広がっている僧帽筋という筋肉があります。この筋肉の緊張が強いと、いわゆる肩こりや筋緊張性頭痛を起こしやすく、また、無理な力で引っ張り続けるため、体の対称性が崩れて歪《ゆが》みを生じやすくなるのです。それが、さまざまな不調や痛みの原因となります。

　ローゼンバーグは、絶壁頭の人が多いのも、強い緊張によって引っ張られ、頭蓋骨が歪むせいではないかと考えました。そして、胸鎖乳突筋の緊張を緩め、頭蓋骨や体の歪みを是正するテクニックを編み出しました。

　誰でも簡単にできるローゼンバーグのテクニックを紹介しましょう。

　まっすぐな姿勢で座り、首をゆっくり左右に動かし、バランスを整えます。両手を頭の後ろで組み、同じように左右に動かします。正面の位置に戻して、今度は眼球だけを右側に動かし、やや斜め上を見つめます。しばらくその状態をキープしてから、元の位置に戻します。右側に首をゆっくり倒す動作をしてもよいでしょう。そうした動作をしながら、ため息を吐《つ》いたり、つばを呑み込んだり、あくびをしたりすると、いっそう効果的です。ため息や嚥下《えんげ》やあくびは、迷走神経を活性化させ、緊張を緩める効果があるからです。

アナット・バニエル・メソッド

脳性麻痺や自閉症など、子どもの障害の分野で近年注目されているアプローチに、アナット・バニエル・メソッドがあります。このメソッドを開発したバニエルが重視している理念は、すでにある機能を回復するリハビリテーションではなく、まだ存在していない回路を作り出し、それまでの限界を超えて新たな能力を目覚めさせ、獲得していくというものです。運動機能だけでなく、思考や情緒、社会的スキルにおいても、そうした変化を生み出せると考えているのです。神経が発達途上にあり、可塑性の高い、幼児や児童が対象となります。

そうした変化を生み出していくために必須の要素として、バニエルは九つのポイントを挙げています。これは、ＡＳＤのトレーニングにとどまらず、子どもを支援し、可能性を広げていくうえでとても参考になるポイントと思われますので、少し詳しく触れましょう。

① **動きに注意を向ける**……バニエルは運動をとても重視します。運動は脳の言葉であり、運動によって脳とコミュニケーションを交わし、必要な情報を与えることで脳は自らを統合していくことができると考えるからです。運動がなければ、脳は成長しようがないのです。

ただし、脳が成長するためには、自動化された同じパターンの運動では役に立ちません。これは運動だけでなく、考えたり、感じたりすることにおいても同じです。自分自身の動き、思考、感情に注意を払いながら、それに取り組むとき、初めて新たな学びや変化が起きるのです。

② **ゆっくり**……動きに注意を向け、新しい動作の仕方やスキルを学ぶためには、ゆっくり行うことが必要になります。速くやろうとすると、自動的な回路しか働かないので、新しい学びが生まれないのです。最初はゆっくり取り組むことが、変化を引き起こすためにはとても重要なのです。

③**ヴァリエーション**……脳が成長するのは、それまでとは異なる新しい体験に出合うときです。これまでとは違うという認識が、脳の学びを促進します。ヴァリエーションの豊かさを保ち続けることで、脳はさらに成長を続けることができます。

④**繊細さ**……強すぎる刺激は感覚を鈍らせ、学びの感度を失わせてしまいます。微かな違いに注意を向けようとするとき、自ら主体的に学ぶことができるのです。逆に、力尽くで無理強いしようとしたりすれば、学ぶどころではなくなってしまいます。必要最小限の力と刺激を与えるように心がけることで、微妙なニュアンスにも注意が向き、むしろ変化や成長が起きやすくなるのです。

⑤**夢中になること**……学びや変化がもっとも盛んに起きるのは、対象に熱くなり、夢中になっているときです。同じことをしても、仕方なくやっているのと、楽しくて夢中で取り組むのでは、効果は雲泥の差です。巧みなセラピストは、子どもを夢中にさせるのが得意です。学ぶことや体験することの楽しさで時間を忘れるような瞬間を味わったとき、限界を超えられるのです。

⑥ **柔軟な目標……**一つの目標に向かって頑張るというのは、通常よく行われる取り組み方です。算数の成績を上げるとか、次の試合に勝つとか、英検に合格するといった目標のために、日々、学習や練習に取り組むわけです。一つの目標をやり遂げることに大きな価値を置きます。

親が子どもの目標を決めてしまうことは珍しくありません。それでも能力の高い子どもなら、クリアできる場合もあるでしょう。もっとも、たとえクリアできたとしても、自分で目標を設定したわけではないことが、後々禍根となる恐れはありますが。

しかし、こうしたやり方は、バニエルによると、支援が必要な子どもには向かないと言います。どんなに頑張っても、目標を一つに絞ってしまうと、達成できるかできないか、成功か失敗かという二分法になってしまうのです。そして、しばしば失敗体験として終わることになります。そうならないためにも、また子ども本来の主体的な意欲を最大限引き出すためにも、特定の目標に縛られず、むしろそうした狭い価値観から自由なところにいて、日々のプロセスを楽しみ、そこで「小さな成功」を積み重ねることが最善の結果を生むことにもつながるでしょう。

⑦**学びのスイッチ……**脳は学習のスイッチがオンになって学習モードになっているときと、オフになっているときがあります。元気一杯の子どもは、絶えず学びのスイッチが入っている状態で、新しい刺激や体験をどんどん吸収し、新たな回路を作っていきます。ところが、拒否感が強かったり、失敗を繰り返して自信を失ったりすると、学びのスイッチがオフになってしまいます。その状態で、いくら新たなことを学ばせようとしても、うまくいきません。また、単調な繰り返しや退屈な日常、日々のストレスも、学びのスイッチを切ってしまいます。まず学びのスイッチをオンにする操作が必要なのです。

　バニエルは、読み書きができない男の子を、どうやって文字を学ぶ楽しさに目覚めさせたかを紹介しています。まずバニエルがしたことは、二ヶ月間、文字を教える指導を一切止めてもらうことでした。それは彼の拒否感と挫折感を強め、学びのスイッチを切ってしまう効果しかなかったからです。それから彼女は、文字を体に書くという方法を使って、男の子の興味を刺激しました。新鮮な方法に、男の子はこれまでとは違う関心を示し、体に文字を書く遊びに熱中しました。やがて彼は、生まれて初めて自分の名前を紙に綴《つづ》ることができたのです。

⑧ **想像し、夢見ること**……目の前にないものを思い描き、イメージする能力は、複雑なことを行うためにも、創造力を発揮するためにも、また人に気配りし、思いやりを示すためにも、必要となる能力です。残念ながらASDの人では、この能力が弱いことが多いのです。非現実的な空想を広げることはできても、現実的な想像をすることが難しいという場合もあります。

ただ、この点について付言すれば、その想像が現実性に欠けているからと言って否定すると、ますます想像力が育ちません。非現実的な空想は一つの段階だと思って、思う存分その段階を受け止め、楽しんだほうが、次の段階への成長も生まれるでしょう。また想像を自由に膨らませることが、反復行動や不安、イライラなどの症状を軽減することにも役立つのです。

⑨ **気づき**……バニエルによると、大きな進歩を遂げる子には一つの共通点があると言います。それは、気づく力をもっているということです。気づきは知識とは違い、何かを知っているということではなく、成長を伴う目覚めのようなものです。そのとき脳は一

つの成長を遂げるのです。気づきは自分に対しても、周囲の人や出来事に対しても起きますが、自分を離れた視点で観察することで初めて得られるものです。自分が考えていることを考えることをメタ認知と言いますが、メタ認知の能力の産物だとも言えるのです。それは人間だけがもつことのできる能力でもあります。

感覚処理や脳の統合を助けるさまざまなアプローチ

それ以外にもたくさんのアプローチが開発され、実際に使われています。その人の課題に応じて、適したアプローチや有効な方法は異なります。いろいろな方法があるということ、そして、その子その人に合ったアプローチは、それぞれ異なっているということを頭にとどめておいてください。

その中のいくつかを紹介しておきましょう。

①　**ブレイン・ジム**……教育学者のポール・デニソンによって開発されたアプローチで、二十六種類のエクササイズ（運動）を行うことによって脳の統合を高め、機能不全の改善を図ります。デニソンは学習障害の子どもたちの支援をしていたのですが、学習の問

題が姿勢や体の動きの問題と結びついているのに気づきます。そして、学習の問題にばかり焦点を絞るよりも、運動を通じて脳の機能改善を図ったほうが、学習だけでなく生活全般の改善につながることを見出したのです。その後、ブレイン・ジムは、学習障害だけでなく、ＡＳＤやＡＤＨＤなどの療育、スポーツや学校教育の分野にも幅広く取り入れられています。

② **聴覚改善療法**……ＡＳＤに伴いやすい聴覚過敏や聞き取りの弱さといった課題の改善は、社会的スキルの改善にもつながる可能性をもっています。聴覚改善療法としては、フランスの耳鼻科医アルフレッド・トマティスが開発したトマティス・メソッドと、トマティスとともに研究したこともある内科医のギー・ベラールによって確立された聴覚統合療法が双璧をなしています。こうした方法が非常に有効な場合もあり、聴覚と過敏性、社会性といった問題は密接にからみ合った問題であることを感じさせます。

③ **アニマルセラピー**……ＡＳＤのアニマルセラピーは、イルカ、犬、馬によるものがよく知られています。アニマルセラピーの効果は非常に多面的なものと思われますが、そ

の中には、感覚情報処理の面での改善効果も含まれると考えられています。

④　**ニューロフィードバック・トレーニング**……脳が、いまどういう状態にあるかを示す生理学的な指標に脳波があります。脳の働きが低下しているときにはゆっくりとした遅い脳波を示し、活発に働くほど、周波数の高い速い波になります。ぐっすり眠っている状態では、一秒間に4Hz未満のδ《デルタ》波が、眠くてぼんやりしている状態では、4〜7Hzのθ《シータ》波が、何も考えず、リラックスしている状態では、8〜11Hzのα《アルファ》波が、周囲に穏やかに注意を払っている状態では、12〜15HzのＳＭＲ波（Sensory Motor Rhythm：感覚運動リズム）が、何かに集中している状態では、16〜30Hzのβ《ベータ》波が、興奮している状態では、30Hz以上のγ《ガンマ》波が認められます。

　集中力の低下している状態ではシータ波の割合が多くなり、緊張が過度に強いとベータ波やガンマ波が増え、アルファ波が少なくなります。ＳＭＲ波が出ている状態は、集中とリラックスのバランスがとれた状態とされます。

　ニューロフィードバック・トレーニングは、脳波をモニターすることで、自分の脳の状態をコントロールする力を高める訓練法です。ＡＤＨＤ、トゥレット症候群、学習障害などの発達障害やＰＴＳＤの治療にも使われますし、病気の治療以外にも、集中力を高めたり、リラックスするための訓練としても用いられます。

ＡＳＤのケースでは一方で緊張が強く、リラックスできないという問題があり、他方では不注意でぼんやりした状態になりやすいという問題があり、脳の活動をほどよい状態にコントロールする機能が弱いと考えられます。ニューロフィードバック・トレーニングは、そうした機能を高める訓練として効果が期待されるわけですが、実際、研究結果は、有望な可能性を示しています。

ニューロフィードバック・トレーニングは、集中力や学習能力などの認知的な面だけでなく、社会的能力や情緒をコントロールする能力の改善にも有効だったと報告されています。特に副作用がないため、安心して行えることも大きなメリットでしょう。少なくとも一部のケースには、めざましい効果がみられるようです。

第八章　回復例が教えてくれること

自閉症革命　受容から回復へ

元作家志望で、映画の広告の仕事をしていたバリー・カウフマンは、息子のラウンの様子に不安を感じていました。一歳までのラウンは、問題なく育っているようでした。ところが、一歳を過ぎた頃から反応がなくなり、少し発していた言葉にならない言葉さえも発しなくなったのです。それどころか、呼びかけにも反応せず、注意を引こうとしても、こっちを向いてもくれないのです。そして、丸い物を回す遊びを延々と続けるか、体をゆすぶり続けているのです。視線が合うこともなく、あたかも別の世界にいるかのようでした。

聴覚に障害があるのかとも思いましたが、そういうわけでもないようです。と言うのも、近くで呼んでも反応しないのに、離れたところの小さな音には敏感に反応することもあったからです。ラウンはまだ一歳五ヶ月でしたから、何もしゃべらないとしても、ほかの親ならそれほど疑問に思わなかったかもしれません。ただカウフマン夫妻はすでに二人の娘を育てた経験があり、またカウフマン氏自身が二十代だった頃、精神的なことで悩み、精神分析を受けたり精神医学の本をたくさん読んだりしていたので、息子の症状を放置すべきではないと判断したのです。

何軒も医療機関を訪ね歩き、専門家に診断を求めた結果、ラウンは最終的に重度の自閉症だと診断されます。ＩＱは三〇未満で、将来言葉を話すこともないだろうと宣告されます。

子どもが自閉症と診断された多くの親同様、カウフマン夫妻は強い衝撃を受け、落胆します。さらに夫妻を戸惑わせたのは、「九ヶ月か一年後にまたいらしてください」という医師の言葉でした。自閉症には早期の診断が大切だと言い、こんなに早く診断できることは珍しいと言いながら、結局何の手当もしてくれないことに、見捨てられたような気持ちを味わったのです。

一九七〇年代当時も、自閉症の療育や訓練プログラムは熱心に行われていましたが、その効果や回復の見込みは、あまり希望のもてるものではありませんでした。

わが子の状態を知ろうと、すでに専門書や論文を片っ端から読み漁っていたカウフマン氏は、既存の医療にはあまり期待できないことを感じざるを得なかったのです。そして、カウフマン夫妻は、自らの手で、息子のために何かできることをしようと決意します。

その頃すでに応用行動分析（ＡＢＡ）やＴＥＡＣＣＨ《ティーチ》と呼ばれる自閉症のための療育プログラムも使われていました。カウフマン夫妻もそうした方法を取り入れようとしましたが、やがて違和感と限界を覚えるようになります。そうした方法は自閉症の障害を画一的にとらえ、それを基準に評価し、行動をいくつかの決まったパターンに当てはめて、修正や訓練を行おうとしているように思えて、カウフマン夫妻にはしっくりこなかったのです。

応用行動分析やＴＥＡＣＣＨは、自閉症の療育や行動の改善に、いまも世界中で用いられている方法ですが、カウフマン夫妻が感じたことは、それらの方法の限界と密接に関係していました。

行動分析は、一つの行動には原因と結果があると考え、原因（トリガー）⇒行動⇒結果（報酬、罰）という連鎖の中でとらえます。ある行動が増えて困っているという場合、原因となっている引き金（先行条件）を見つけて、それを減らすか、その行動によって得られる報酬を減らすか、罰を増やせば、自然にその行動は減っていくと考えます。この定式は、人間よりもゾウリムシやネズミといった単純な動物ほど成り立ちます。しかし複雑な感情や知能をもつ人間では、必ずしも成り立ちません。たとえば、すぐに手が出てしまう子どもに罰を与えたからといって、その行動が収まるわけではないのです。逆にひどくなってしまうこともあります。自傷行為や嗜癖的な行動も同じです。

自動的に起きる無意識的な過程ほど、効果が期待できる一方で、意地やプライドや感情がからむと、期待通りにはいかなくなるのです。

自閉症の子どもでは、無自覚的で自動的とも言える行動が多いため、この方法がある程度有効なわけですが、一つ問題と言いますか、限界があります。

それは、ある「悪い」行動が減ったり、別の「よい」行動が増えたりした場合も、本人がそのことを自覚して行っているというよりも、体が自動的に反応する仕方を変えただけで、本人の主体的な行動の変化ではないのです。

人に挨拶をすることが増えたり、余計なことを言わなかったりするときも、それは相手に対する配慮というよりは、自動運転の回路ができたようなものだと言えます。行動はするけれども、言葉や行動と気持ちが一致していないような機械的な印象が残りやすいのです。もちろん、そうしたことがまったく行えない状態に比べれば大きな進歩なのですが、自閉症の中核的な症状である相互的な対人関係の障害という点では、改善が難しいのです。

ＴＥＡＣＣＨでは、生活する環境を構造化、可視化して予測がつくようにすることで、まずパニックになることを減らします。施設内などで用いられることが多いこのプログラムは、自閉症の人が安心して暮らせるように、その中で破綻を防ぐとともに、生活のスキルを高めていくのにとても有効です。

ただ、この方法自体が一つの限界となってしまいます。環境が変われば、混乱しやすい点は変わっていません。しかし現実には、生活の中で起きることは予想のつかないことばかりです。それに対する柔軟性や対処能力を養うことにはつながりにくいのです。

いずれにしても、当時ブームになり始めていた行動分析や構造化した環境的アプローチにカウフマン夫妻があまり惹かれず、違ったアプローチを探ろうとしたことは、息子ラウンにとって大きな幸運を生むことになります。

話すことも社会に出ることも絶望視されていたラウンは、夫妻の三年半に及ぶ熱心なかかわりにより劇的な改善を遂げ、完全な回復と言っていい状態にたどり着くことができたのです。

その後、ラウンは、通常の教育を受け、自閉症だった頃の片鱗《へんりん》など見当たらないくらい社交的な子どもとして友だちづき合いやデートを楽しみ、大学では生命医療倫理学を学び、交換留学生としてスウェーデンで一年を過ごしたり、また大学を卒業後はワーキングビザを使って、イギリスで別の一年を過ごしたりしました。そのときボランティアで自閉症の子どもの支援にかかわったことが、遠い昔の出来事になっていた自身の体験とも重なり、その活動に次第に惹かれていきます。彼はその後、自閉症の子どもや大人を支援する仕事に携わることになるのです。

そうした実り豊かな人生の原点に、両親のかかわりによって自閉症状態を克服できたことがあったことは言うまでもありません。

ラウンのようなケースはまだ一部の幸運なケースかもしれませんが、そうしたケースが決して例外ではなくなりつつあるのです。改善困難な障害という自閉症の既成概念は、徐々に変わりつつあると言っていいでしょう。

ただ残念ながら、専門家ほど既成の概念にとらわれ、ラウンのようなケースの報告を眉唾物とみなしたり、カウフマン夫妻が行ったような取り組みを黙殺したり、一笑に付したりして終わらせがちなのです。その取り組みからは、多くのことが学べるはずなのに、とてももったいない話です。

それにしてもカウフマン夫妻は、息子にどのような魔法を使ったのでしょうか。父親のカウフマン氏と息子ラウンの著書を参考に、それを解明していきましょう。

同じことをする

カウフマン夫妻によるわが子の劇的な改善のドラマは、わが子の様子をじっくり観察し続けた末に、ある行動に乗り出したところから始まりました。

ラウンは、同じ行動を繰り返すという自閉症特有の症状を示していました。ことにラウンが何時間も続けていたのは、物を回すのを繰り返すことでした。ラウンは皿であれ、鍋ぶたであれ、丸い物を床の上で回し続けることに飽くことなく熱中していました。

丸い物を好んで回しましたが、ときには、意外な物を手にすることもありました。その一つが、長方形の、靴をしまう箱でした。十五分ばかりもじっと靴箱を眺めていたラウンは、突然その四角い箱の一つの頂点を床につけ、ちょうど反対側の頂点を指で支えて回し始めたのです。

その一部始終を見ていたカウフマン夫妻は、ラウンのその行動に驚くべき巧みさと知性の存在を感じたのです。二人にとって、それは単なる「奇妙な行動」とか「常同行動」と呼ばれる「症状」などではなく、分析的に方法を考える創意工夫の所産に思えたのでした。

そして、最初に行動をとったのは、母親のスージーでした。息子のラウンがなぜそこまでその行動に熱中できるのか、一緒に行動することで理解し、共有しようとしたのです。それは、単なる真似というよりも、息子を理解し、その体験を共有したいという思い、それは愛情と言い換えることもできるでしょうが、そんな気持ちから思わず出た行動でした。

スージーは息子と同じように、皿や鍋ぶたを回し始めたのです。それに父親のバリーも倣いました。それを見た娘たち（ラウンの二人の姉）も、一緒に皿を回し始めたのです。カウフマン夫妻は実際に行動を共にすることによって、この行動を繰り返し行う理由を感じることができました。その行動自体に気持ちを落ち着かせ、安らがせる働きがあるのではないのか。二人は、ラウンが感じている世界をそのまま味わおうとしました。

一緒に一日何時間も皿を回し始めて十一日目のことです。驚くべきことが起きたのです。それまで外の世界に対してまったく無関心で、母親のほうを見ようともしなかったラウンが、自分と同じように皿回しに熱中している母親のほうを、ちらちらと見るようになったのです。

もちろん、すぐによい変化が続いたわけではありませんでした。ラウンは、相変わらず自分の世界にしか関心がないようでした。母親のほうを見ることも、ごく稀にしかありませんでした。しかし、それは大きな一歩でした。

後に、自閉症の療育の専門家となったラウン自身が、その子と同じことをする意味を、「あなたのお子さんにわかるように、愛情を表現すること」だと述べています。その子の世界を一緒に感じ、共有しようとすることこそが、その子が外の世界につながる突破口となるのです。関心を共有しようと、誰かがそばまで降りてきてくれて初めて、その子は外の世界に関心をもつことができるのです。

それは、単に子どものすることを真似て、同じようにすることではないのです。心からその行為に魅せられ、夢中になり、打ち込むことが求められるのです。

このことは、ラウンのような重度の自閉状態にだけ当てはまるのではありません。ずっと軽症で、健常者と変わらないレベルの自閉スペクトラム症の青年や成人とかかわり、つながりを育んでいくという場合にも、必須の第一歩となります。この一歩が踏み出せなければ、何も始まらないのです。同じことに打ち込むことによって、関心を共有するということ。それこそが、すべての出発点となるのです。

もしその子が恐竜に夢中ならば、あなたも恐竜マニアになる必要があるのです。もしその若者がゲームやアニメに夢中ならば、あなたもその世界にのめり込む覚悟がいるのです。世界を共有するとは、そういうことです。優れたカウンセラーは、ごく自然に相手の関心に寄り添い、のめり込み、本気で感動します。まるで入門して弟子になったように教えを乞い、自らファンになります。

目が合い、注意の共有が始まる

狭い部屋のほうがラウンが落ち着くと感じた夫妻は、バスルームでラウンと過ごすことにしました。そのほうがラウンが他者の存在に気づいてくれるかもしれないと思ったのです。狭いスペースで食事を一緒にし、絶えず話しかけ、顔をのぞき込んだり体にタッチしたりしました。しかし、ラウンはほとんど何の反応も示さないことが多かったのです。何より夫妻にとって課題に思えたのは、まったく目を合わせようとしないことでした。相手が見えなければ、相手の表情に反応したり、相手を真似たりすることも起こりようがありません。ところがラウンは、食べ物や食器には興味を示し、見ようとするのに、人の顔や目は見ようとしないのです。

そこで、目を合わせる機会を増やすためにカウフマン夫妻が取り入れた方法は、食べ物を口にもっていく瞬間に目の高さと食べ物の高さを同じにして、自分たちの存在に気づいてもらうというものでした。この方法は、少しずつ効果を発揮しました。一回食事する間に数回、ラウンと目が合うようになったのです。

同時に「まんま（食べて）」と、話しかけ続けました。歌を歌ったり、ハミングしたり、動物の鳴き声を出してみたりしました。ごくわずかでもラウンが反応すれば、すぐにその反応を真似したのです。ラウンが一番反応したのは、動物の鳴き声でした。スージーは、一日十時間以上、週に七十五時間も息子のそばに座って、息子にかかわり続けました。そしてラウンが眠っている間に、夫妻はラウンの反応とプログラムの内容を検討し、新たな工夫を考えました。

洗面台を水で満たしたり、蛇口から勢いよく水を出したり、それに一緒に触れることで、ラウンと体験や感情を共有しようとしたのです。一緒に何かを体験する度に、スージーは感じたことや見たことや驚きの気持ちを言葉にしました。

ラウンは相変わらず無反応でしたし、自分からは一言もしゃべりませんでしたが、その反応が以前と少しずつ違ってきていました。ラウンはスージーと同じことに関心を示し、言葉や表情に注意を払うようになっていたのです。

注意の共有という発達段階における極めて重要なステージに、ラウンはようやくたどり着こうとしていたのです。注意の共有ができなければ気持ちや意図を共有することもできませんし、何かを教えることも難しいのです。

それがクリアされることは心の扉が開かれることであり、同時に学びの扉も開かれることを意味していました。スージーは動物の縫いぐるみや目に入る物を一緒に眺める度に、動物や物の名前を呼ぶようにしました。ブランコやハンモックやプールや粘土といったものも新たな刺激や体験となり、そこからわき起こる感情や興奮を共有するきっかけを与えてくれました。特に、ラウンが好んだのは音楽でした。音楽を聴きたくなると、ラウンはテープレコーダーの前まで行き、母親の目を見るのでした。そうすれば自分がしたいことを伝えられるということを、ラウンは学んでいたのです。自分から意思の疎通を図ろうとしていたのです。それは驚くべき進歩でした。

自分に応えてくれる存在に気づく

しかし、まだラウンは一言もしゃべらず、人間よりも物に関心を示していました。

夫妻はニューヨークタイムズの紙面で、多動な子どもたちの治療のため、食事から人工甘味料や着色料などの添加物を取り除く試みが行われ、めざましい改善がみられたことを報じる記事に出合います。多動とは異なるけれども、もしかしたらラウンの症状にも効果があるかもしれない。可能性があることは何でも試してみようと思っていた夫妻は、一切人工の添加物を含まない食品だけをとらせることにしました。

夫妻の試みは続きました。注意の共有が可能になったラウンと、さまざまなおもちゃやパズルや教具を使って一緒に遊びました。その際、夫妻が大切にしたのが、ラウンの主体性を最大限尊重し、ラウンが遊びたいもので遊ぶということでした。ラウンに選ばせたのです。

そして、もう一つは、何かができるようになること自体よりも、その過程で交わすやりとりのほうを大事にするということでした。夫妻だけでなく、家族全員がラウンとのやりとりを増やすことに協力しました。

ただ、いくら弟とは言え、二人の姉も同じ子どもです。放っておけば、衝突やケンカも起きてしまったでしょう。カウフマン夫妻がその難題をうまく乗り越えられたのは、姉たちがいつのまにかラウンとのかかわり方を学んでいたためです。ラウンの行動を変えようとするのではなく、ラウンと行動を共にする姿勢が結局ラウンを安心させ、心を開かせるということ。一緒に皿を回していた頃から、家族はそのことを自然に共有するようになっていたのです。

たとえばラウンが食器でテーブルを叩くと、家族全員が同じことをするのです。ラウンが頭を振れば皆が頭を振り、微笑《ほほえ》めば皆が微笑むのです。ラウンも自分が相手の反応を引き起こしていることに、次第に気づくようになります。自分の行動と相手の反応には関係があり、応答し合っているという原理を、身をもって学び始めたのです。ひとりぼっちの世界と、人と人とがつながり合う世界の境目。そこを越えるためには、この応答性の原理を学ぶことが必要だったのです。

取り組みを始めてから八週間後、ラウンの状態は明らかに変わっていました。話しかければ反応を示し、ときには目を見て、微笑みを浮かべることもありました。

しかし期待に胸を膨らませて医者に診せると、何も変わっていないという反応しか返ってきませんでした。親たちの興奮ぶりを冷ますように、あまり安易な期待をかけないようにと釘《くぎ》を刺される始末でした。

優れた治療者の特徴は、小さなよい変化に敏感であるということです。その点で言えば専門家である医師よりも、親や家族のほうが、よほど優れた治療者だったと言えるでしょう。逆に、何の改善ももたらさない治療者の特徴は、よくなっている点には鈍感で、変わっていない点や問題点にばかり敏感なことです。そういう人にかかれば、とても重要な変化が起きていても、何一つよくなっていないということになってしまいます。そして、その言葉を信じてせっかくの試みを諦めてしまえば、医者が予言した通り、回復の可能性はなくなっていくでしょう。

幸いなことに、カウフマン夫妻は医師の言うことではなく、自分たちが見たことを信じました。そして、さらに前に進んでいったのです。

ただ、この二ヶ月間、息子のケアのためにほとんどの時間を捧げてきたスージーには、疲労の色が濃くなっていました。妻にばかり負担がかかりすぎていることに気づいたバリーは、ヘルパーや学生の家庭教師を頼み、妻の負担を減らし、息子にかかわる時間を分担することにしました。さらに、障害児の指導経験があり、音楽療法やダンス療法の専門家でもあるビクトリアという知人の女性も、スタッフに加わります。ただビクトリアは、初めのうちラウンをうまく扱うことができませんでした。彼女は、いわゆる元気で明るい教師のノリで、ラウンを引っ張っていこうとしましたが、ラウンはそれにまったく乗ってこなかったのです。ビクトリアの独り相撲になっていました。自閉的な子どもには、そういう方法は通用しなかったのです。

その点、優れたかかわりができたのは、姉たちのほうでした。彼女たちは自分のペースで教えるのではなく、ラウンのペースに任せたほうが一番よく学べるということを、いつのまにか身につけていたのです。

そんな地道な訓練を始めてから三ヶ月半が過ぎた頃、ついにその日がやってきました。ラウンは自分から意思表示をするとき、泣くという方法にもっぱら頼るようになっていました。ジュースが飲みたければ、冷蔵庫の前で泣く。何か取ってほしいものがあるときも、泣く。二十語余りの言葉を理解できるようになっていましたが、自ら言葉を発することはありませんでした。スージーは言葉を言わせようと試みていましたが、言葉を発する代わりに、また泣くだけでした。

そんなある日、コップについだ水を見せて「水ですよ、ラウン。水と言ってご覧なさい」と言ってみましたが、ラウンは答えられず泣いていました。スージーは激しく泣くラウンのそばにひざまずくと、優しく尋ねました。

「何がほしいの、ラウン」

すると、そのときラウンが叫んだのです。「水！」と。

それが大きな突破口となり、ラウンは急激に言葉を覚えていきます。一人の世界にこもろうとする傾向や同じことを繰り返すのを好む傾向はまだ残っていましたが、もはやそれは誰の目にも見まがいようのない変化でした。さすがに医師も、その急速な進歩に目を瞠《みは》りました。わずか数ヶ月前に診た、同じ子どもとは思えなかったからです。

ラウンは急速に定型発達の子どもに追いつき、就学年齢を迎えるまでにはまったく他の子と差がないどころか、とても社交的で優秀な子どもになっていたのです。

行動を無理矢理変えようとしない

後にラウンは、自閉症の子どもに寄り添う場合の原則を次のようにまとめています。

その一つは、子どものほうを見るのではなく、取り組んでいることのほうに熱中するということです。行動を真似ることに意味があるのではなく、その行動に心から取り組むことに意味があるからです。

もう一つは、子どもの世界を尊重するということです。子どもの安全を脅かさないように、適度な距離をとることも大事です。手取り足取りして、親が手出ししすぎては、主体性や本人の安心感を脅かしてしまいます。子どもの世界に分け入ろうと子どものおもちゃを勝手に使ったり、子どもが作っている世界に無理矢理入り込んだり、親やセラピストのほうが主役になってしまうことは本末転倒です。子どもの世界を尊重しつつ、同じ楽しみを共有することがポイントです。

さらにもっとも大事なことは、子どもの行動を変えようとしてはいけないということです。子どもに向かって「見て」と声をかけて注意を引こうとしたり、「こっちを使ったら」と誘導したり、「それはダメ」と行動を制止したりすることも、せっかくの取り組みを台無しにしてしまいます。

本人の主体性を最大限尊重しながら同じ取り組みを通して、子どもと世界を共有することが、この段階では求められるのです。手出しも口出しも禁物です。ただ、遊びを傍らで共有するのです。そして、自ら行動を起こす瞬間を辛抱強く待つことが必要なのです。

こうした原則は、もっと高機能の、一見普通に見える大人のＡＳＤの人とのかかわりや関係を築いていく場合にも、とても重要になります。どれほど多くの人がこの原則を知らず、それを踏みにじったばかりに、助けになるどころか、泥沼の戦いを繰り返すことになったことでしょう。

大抵、ＡＳＤの人とぎくしゃくしてしまう人は、行動や関心を共有するよりも、相手の行動や関心を外から見て評価してしまうのです。「なぜ、そんなことをするの」「バカなことは止めておきなさい」「そんなことをしても、うまくいきっこないわ」などとすぐ口出しをし、止めさせようとしたり、やり方を変えさせようとしたりします。

ＡＳＤの人は、自分のペースを狂わされてイライラし、癇癪を起こすだけで、何一つよいことは起こりません。よかれと思って口出ししたほうも、感謝されるどころか罵られ、暴力さえふるわれる羽目になってしまいます。そうなるのも、行動を無理に変えようとしてはいけないという基本原則を踏みにじったためです。関心や行動を共有できないのなら、せめてそれを無理に変えようとしないことです。そのまま放っておいたほうがよほど親切で賢明ですし、家庭も平和です。

反復行動を減らすには

では、行動を変えるにはどうしたらよいでしょうか。応用行動分析のような手法でトリガーとなるものを取り除くことや、ターゲットとなる行動に対してご褒美や罰という結果を与えることで、確かにその行動を変えることはできます。

ただ、その方法では、本人自身の応用が利かないのです。自覚もなく、自動的に起きる変化なので、本当の意味で何かを学んだわけではないのです。

カウフマン夫妻の取り組みが教えてくれていることは、行動や関心を共有し、その子とつながることが、もっとも強力に行動の変化を引き起こすということです。行動を変えようとしなくても、自然に行動が変わるのです。

皿を回すとか、部屋をぐるぐる回るとか、自閉症にみられる決まった行動パターンの繰り返しも、他者と関心や行動が共有されるにつれて減っていき、ほどほどの頻度に落ち着いていくのです。

決まった行動パターンを、すっかりなくす必要はまったくありません。誰の生活においても、それは重要な役割を果たしています。生活のリズムを維持し、安心や安全を守るのに役立っています。

スポーツ選手が、試合の前にルーティンを行って気持ちを落ち着けることは、よく知られています。生産的で創造的な営みも、決まった行動パターンという土台があって初めて可能になります。過敏でストレスを感じやすいＡＳＤの人にとって、決まった行動パターンは安全と安心の拠《よ》り所なのです。

人とつながり、関心や行動が共有される部分が増えることによって、反復行動にふける必要が減るというのは、関心や行動の共有がＡＳＤの人の安心感を高めるからに違いありません。

オキシトシンを点鼻スプレーで投与すると、社交的になるだけでなく、反復行動が減るという変化が起きます。オキシトシンには安心感を高め、ストレスを減らす働きもあります。関心の共有が増えると反復行動が減るのは、関心の共有が安心感を高め、反復行動に頼る必要が減るためです。

オキシトシンの点鼻スプレーはすぐに効果がなくなってしまいますが、カウフマン夫妻が行ったように関心の共有という心の扉を開くことができれば、わずか数時間で逆戻りすることもなく、将来の可能性が開かれ、自ら人とかかわり、情報をやりとりし、学んでいくということも実現可能になるのです。そのための行動を、子どもは自分から起こすようになります。

特定の場面での行動の仕方だけを教えた場合と違って、子どもは相手や周囲の反応を見たり、やりとりすることによって、どうすればいいかを察知し、適切な行動をとれるようになります。それこそが本当に必要な、柔軟性を備えた社会的能力なのです。

特定の場面での行動の仕方を教えることもある部分では役立ちますが、もっと必要なのは人とつながり、相互的なやりとりをする能力を目覚めさせ、育むことなのです。

本人の反応にすかさず応える

行動や関心を共有する姿勢を保ち続けるうちに、やがてその瞬間が訪れます。本人が自ら行動や言葉を発することで、かかわりをもとうとする瞬間です。

もちろん、その瞬間を見逃してはいけません。すかさず、本人の主体的な反応に応えるということが、自閉状態を脱する重要なターニングポイントとなります。最初のうちは、他者に注意や関心が開かれるのは、わずかな時間でしょう。しかし、それに応え、反応を共有するうちに、その通り道は太くなり、容易に行き来できるようになります。本人とつながることのできる時間は次第に増え、自閉状態の時間のほうが減っていきます。

ただ残念ながら逆の場合もあります。自閉症になる遺伝要因や、それ以外の生物学的要因をあまりもっていない場合でも、もしその子がかかわりを求めようとしたとき、周囲の誰もが無関心で応えてくれなければ、他者とつながるはずの心の扉は十分に開かれることなく、最悪の場合には閉ざされたままになってしまいます。それが、抑制型愛着障害や回避型愛着スタイルと呼ばれる状態です。

いまや大人の二、三割に、回避型愛着スタイルが認められます。ＡＳＤと言うほどではないものの、自閉的な傾向をもち、人よりも物に関心があり、誰かといるよりも一人でいるほうが落ち着くという人が増えているのです。

養育者による応答の不足は、自閉症に似た状態さえも生み出しうることが明らかとなっています。逆に回避型になりやすい素因をもっている場合でも、生まれてから六ヶ月後から一歳の間に母親が反応豊かにかかわるように心がけるだけで、回避型愛着スタイルになるリスクを大幅に減らすことができるのです（van den Boom, 1994）。

カサンドラ症候群に苦しむ人々の増加

この原理は、乳幼児にだけ当てはまるわけではありません。大人であっても、基本的には同じです。心のこもった共感的応答が不足することは、人間を病気にしてしまいます。いま結婚した女性たちに広がっているカサンドラ症候群は、まさに夫からの共感的な応答が不足することによって起きる心身の不調です。

何を話しても、心のこもった答えが返ってこない状態に長年おかれた女性は、イライラや落ち込みや体調不良に苦しむようになります。それまで辛抱強く献身的だった妻が、別人のように怒り狂い、夫を罵ったり刃物を振り回したりすることも珍しくありません。

そんなふうになってしまうのも、人が健康に生きるためには、自分の発言や行動に対して共感的な応答を与えられ、それによって愛着が安定した状態に維持されることがとても重要だからです。カサンドラ症候群とは、健康だったはずの大人の女性に起きた愛着障害なのです。

こうした問題が急増している背景には、ＡＳＤの人も含めて、回避型愛着スタイルを示す人が増えているという状況がかかわっているでしょう。それとともに、親密な関係や情緒的なつながりを求めない回避型の人をパートナーにもつケースが増えているのです。親密な関係を求めない結婚生活というのは、矛盾を抱えた状態だと言えるでしょう。実際、ロボットと暮らしているようだと嘆く女性も少なくないのです。

こうした悲劇の連鎖を食い止めるためにも、幼いうちに応答性の豊かなかかわりをもつことがとても重要に思えるのですが、状況はそれと逆行しているように思えてなりません。子どもと世界を共有するどころか、昼間はずっと他人のもとに置き去りにされる状況さえ珍しくないのです。

もう一つ重要なことは、ＡＳＤがあっても、必ずしも回避型愛着スタイルを示すわけではないということです。安定型愛着スタイルの人もいるのです。ＡＳＤを特性としてもっていたとしても、安定型愛着スタイルを育めると、人間関係が安定しやすくなります。

そして、しばしばＡＳＤの特性よりも、愛着スタイルのほうが適応を左右するのです。ことに、すでに大人になっている場合、ＡＳＤの特性を変えることは容易ではありませんが、愛着スタイルを安定型に近づけていくことは、取り組み次第で可能です。
成人のケースでは、ＡＳＤ自体よりも愛着スタイルの改善を目指したほうが現実的ですし、得られる恩恵も多いのです。

ASDのトレーニングを邪魔する大敵

子どもを自閉状態から救い出す出発点は、行動や関心を共有することです。それが同時にすべての働きかけを支える土台となります。そこをおろそかにしては、うまくいきません。

しかし、こうしたかかわりを邪魔する強敵が、いまの時代には至る所にあふれています。テレビ、コンピューター、ゲーム機、スマートフォンなどのさまざまな情報通信機器です。これらは極めて魅力的で、利便性に満ちたツールですが、子どもとの情緒的なつながりや社会性を育むうえでは、しばしば阻害要因になります。

ラウンの母親のスージーが、息子とどのように心のつながりを育んでいったか。そのプロセスを思い出していただければ、何が問題かがおわかりでしょう。目を合わせること、相手の反応に応えること、そこから関心の共有、気持ちの共有へとつながっていったのです。

ところが、画面を見ることを強いる情報機器は、絶えず画面のほうに注意と視線を引きつけ、アイコンタクトを邪魔します。相手の顔を見ることが減れば、相手の表情に応える機会も減ります。お互いに表情や目の合図でやりとりすることも減ってしまいます。

こうした情報機器は、子どもも大人も自閉的にしてしまうと言えます。ましてや自閉状態の子どもや大人をそこから脱出させようとするとき、これほど邪魔になるものはありません。

ところが不幸なことに、自閉症の傾向がある子どもたちは、情報機器に吸い寄せられやすいのです。そこでは自閉的な世界が容易に成立してしまうので、とても居心地よく感じられてしまうのです。同じ行動パターンにふける代わりに、情報機器で遊ぶことにふけるということになります。皿を回し続ける代わりに、戦闘ゲームやパズルゲームを繰り返し続けるのです。それがある種の安定剤として役に立っているのですが、それゆえにその状態から脱出することはいっそう困難になります。

自閉状態から脱したラウンは、自閉症の改善には、まずテレビのスイッチを切ることが必要だと述べています。

トレーニングがうまくいく鍵は

ＡＳＤの療育やトレーニングを効果的なものにするためには、その子自身が意欲的に取り組むことがとても重要になります。

意欲的に取り組むという点で最悪の状態は、本人がシャッターを下ろし、外の世界に関心を向けていないときに無理矢理教えたり、トレーニングしたりすることです。その最たる状態が、常同行動にふけっているときに無理矢理何かを教えようとしたり、やらせようとすることです。もし常同行動のほうに注意を奪われ、周囲への反応が低下し、アイコンタクトも失われているとしたら、何かをやらせようとすることは無駄だと言えます。その状態のとき、本人は遠くに行ってしまっているわけです。

必要なことは、本人が戻ってくるのを待ち、まず注意の共有ができる状態を回復することです。こちらのペースや時間割に沿って、こちらが教えたいことを教えようとしても、受け入れられません。本人のペースを尊重し、本人の側で受け入れる準備が整うタイミングを見計らうことが大事です。

本人が常同行動に注意を奪われるなど自閉状態に入り込んだときは、それを邪魔せず、本人が注意を向けているものに一緒に注意を向けながら、関心を共有できる瞬間が戻ってくるのを待ちます。

その意味で、自閉状態が強いときにいきなりグループで療育に取り組むことは、あまり効果がないと言えます。その子の注意や関心が外に向いているかどうかに関係なく、一緒の行動を強制してしまうからです。それは本来必要なことと逆行しています。本人のペースを注意深く見守りながら、丁寧に応答していくことこそが必要なのです。

また、通常行われる教育方法は、ＡＳＤの子どもにも大人にも向かないことが多いのです。教師が本人のタイミングや関心を無視して、教師のタイミングや予定されたカリキュラム通りに教えようとしても、閉じられたままの容器に水を流し込もうとしているようなものです。教えることよりも、まず容《い》れ物の蓋を開けることのほうに意を注ぐことが必要なのです。

では、どうすれば蓋を開けて、吸収できる状態にすることができるでしょうか。

その場合に鍵を握るのは、本人の興味です。本人が興味を向けていることを大事にします。教える側、指導する側の興味ではなく、本人の興味に寄り添うのです。本人がするのと同じ行動をするというのも、本人の興味に寄り添うことに他なりません。本人が見ているものを一緒に見ることも、本人が興味をもっていることについて一緒に語ることも、興味に寄り添うということです。

決まりきった行動でも、いつもと同じ話題でも、それを共有することが本人と世界を共有するということなのです。「こんにちは」と言われたら、「こんにちは」と同じ言葉で返します。「こんにちは」という言葉には、それ自体あまり意味はありません。同じ言葉を使って返すことで、同じルールを共有する仲間だということを伝え合っているのです。行動や関心の共有も、本人と同じ世界の仲間だということを示す通行証を提示しているようなものです。その通行証がなければ、何も始まらないのです。

広げていく技術

しかし、同じことを繰り返すだけでは、広がりも発展性もないことは事実です。変わらないということは安心ですが、新たなことを学ぶ刺激もなく、いささか退屈だと言えるでしょう。

ＡＳＤの子どもや大人では、同じことへのこだわりが強いわけですが、新しい変化をまったく受けつけないわけではありません。あまり大きく、急激な変化に対しては抵抗を示しますが、小さなヴァリエーションを面白がったり、楽しんだりすることはできるのです。

皿を回すことに熱中していたラウンが、皿ばかりではなく、鍋の蓋や、ときには四角い箱まで回そうとしたように、共通点さえあれば新たなチャレンジを面白がることはできるのです。

ＡＳＤの人の行動や反応のレパートリーを広げていくためには、小さなヴァリエーションをもち込むという点がポイントです。大きすぎる変化や多すぎる変化はルールを崩してしまい、ＡＳＤの人を混乱させます。秩序が失われ、見通しが利かなくなるため、不安や不快さを強め、拒否や怒りの反応を誘発するかもしれません。それでは学びにも成長にもつながりません。

大事なのは大枠のルールを守りつつ、小さな変化をもち込むことです。枠組みと変化のほどよいバランスが大事で、決まった枠組みの中で変化を与えていくという方法が、ＡＳＤのケースには合っていますし、効果的です。変化が不安ではなく、新鮮な刺激になり、楽しい興奮を与えてくれるように加減します。

変化を与える際に問われるのは、自由な発想やイマジネーション、そして遊び心です。ただし、その子が許容できる範囲をよく見極めながら、親やトレーナーの独りよがりになって暴走しないように。本人との相互的なかかわりこそが、命だと言っても過言ではないのです。本人を戸惑わせるのではなく、一緒に楽しめることが、何よりも大事で、効果の出方を左右します。そこさえ押さえておけば、大丈夫です。

決まりきったパターンに縛られた自閉状態を脱するきっかけとなるのは、変化が与えてくれる楽しさを、その子、その人が安心して味わうことです。ルールと変化の絶妙のバランスの中で歓声を上げながら、少しずつレパートリーを広げていけるのです。

小さな変化を与える場合、変えるところは一度に一つだけがよいでしょう。あるいは一つの要素だけを加えるのです。それになじんで定着してきたら、また新しい変化を加えます。この原則は、幼い子どもでも、児童でも、青年や大人でも、基本的には同じです。ルールに縛られすぎても進歩が生じにくいですし、変化が速すぎたり多すぎたりしても、混乱するだけで身につきません。

じっくり遊び込む

二歳になるＷちゃんが、まだ一言もしゃべらず、言葉が出ないということで、お母さんが心配して相談にやってきました。検査でも、言語と社会性の発達が遅れていると指摘されたそうです。市の療育プログラムには通っているとのことですが、プログラム自体に入っていけず、一人取り残されたり、上の空だったりするときが多いと言います。目もあまり合わず、母親とも注意の共有ができていないようです。お母さんは学校の先生をしていて、よく話しかけたり絵本を読んだりしながら発語を促そうとしているのですが、どうやら注意の共有自体が成り立っていないうちに一方的に言葉をかけることになり、せっかくの働きかけも空回りしているようです。

そこで、女性の臨床発達心理士にトレーニングを担当してもらうことになりました。その女性のカウンセラーは、言葉を教えるようなやり方は行わず、一緒に楽しんで遊べることをまず目指して取り組みました。本人が興味をもったおもちゃや遊びに寄り添い、本人の反応に合わせて反応するのです。言葉にならない言葉や声、動作での反応に、丁寧に応えていくのです。すぐにWちゃんは、その女性カウンセラーと遊ぶ時間が大好きになりました。

でも最初の頃は、一人の遊びに熱中し、隣に女性カウンセラーが寄り添っているという状態でした。目を合わすこともほとんどありません。

そこで女性カウンセラーは、目が合う機会を増やそうと、縫いぐるみを自分の顔の横にもって話しかけるという方法を使うことにしました。縫いぐるみには注意を向けてくれるので、目と同じ高さに縫いぐるみをもつことで、Wちゃんの注意が女性カウンセラーに向きやすくなるのです。

目が合うことが増えるにつれ、相互的なかかわりが少しずつみられるようになりました。笑顔を浮かべたり、おもちゃを渡してくれたり、一緒に歓声を上げたり、タッチをしたりすることもあります。最初に言葉が出たのは、「どうぞ」と自分の好きなおもちゃを女性カウンセラーに渡してくれたときでした。

それから堰《せき》を切ったように口にする言葉が増え、三歳になる前には二語文はもちろん、次々と聞き覚えた言葉を使いこなすようになりました。

しかし、語彙が増えたこと以上にとても本質的な進歩は、他者の存在に気づき、注意を向けたり配慮をしたりすることができるようになったことです。自閉状態から抜け出すことができたのです。

このケースでもそうですが、教えるという方法は、このタイプの子どもの能力を活性化させるのには向きません。大事なのは、一緒に遊び、楽しさや関心を共有するということです。その条件さえ満たしていれば、他者とつながるスイッチが入り、子どもは自然に学び始めるのです。

行動療法的アプローチとABA、TEACCH

各アプローチには、それぞれの優れた点やもち味があります。長年使われてきた方法は、改良を重ね、他の要素も取り入れながら発展してきています。社会的スキルの改善や情緒的安定を図る方法には、大きく分けて行動療法や認知行動療法によるものと、プレイセラピー（遊戯療法）によるものがあります。どちらにも優れた点があり、どちらか一方というよりも、その子、その人に合うものを取り入れ、それぞれの段階や時期に応じてカスタマイズしていくのがベストに思えます。

ただ現実には、各療法がそれぞれ流派のように割拠していて、自分たちの方法が最善だと思っているようなところもあります。療法が主役ではなく、改善の手立てを必要としている本人が主役でなければならないはずです。

その子、その人で、相性のいい方法は異なります。同じ方法でも、治療者やセラピストの技量や相性という問題もあります。一つの方法でうまくいかないときには、他の方法も試してみるという柔軟さが必要でしょう。

カウフマン夫妻が用いた方法は、大きく分ければプレイセラピーの一つになるでしょうが、行動療法的な要素も取り入れられています。後で紹介するＤＩＲやＲＤＩも遊びを重視する方法です。

それに対して、行動療法的なアプローチの代表としてＡＢＡ（応用行動分析）やＴＥＡＣＣＨがあります。いずれも大変優れた方法ですし、長年使われてきた方法ですので、紹介したいと思います。

応用行動分析とロヴァス法

ＡＢＡは、行動主義心理学の考え方に基づいており、特にオペラント条件づけと呼ばれる方法をもとに作られました。オペラント条件づけというのは、ある刺激に対する反応として、ある行動が自動的に生じるように、脳に回路を作る操作のことを言います。たとえばサルが、ランプが点灯したときにスイッチを押せばエサが手に入るという装置で何度か訓練すると、ランプが点灯するのを見ただけでスイッチを押すようになります。ブザーが鳴ると二秒後に電気ショックが与えられ、それを逃れるためには、エサを置いた部屋から退避しなければならないという条件を与えて訓練されたネズミは、ブザーが鳴るとただちに部屋から避難し、電気ショックを避けるようになります。つまり、オペラント条件づけは、学習により新たな反応回路を作る操作なわけです。

刺激（トリガー）⇓反応⇓結果（報酬または罰）という反応回路を作るためには、一定の引き金となる刺激と、行動の結果である報酬か罰を操作することが必要です。そうすれば、行動を変えたり、新たな行動を覚えさせたりすることができるわけです。それをさまざまな日常的、社会的場面、学習などに応用する手法が応用行動分析です。

困っている行動（常同行動や自傷行為など）を減らしたいという場合や、望ましい行動（人の目を見て挨拶するなど）を身につけさせたいという場合にも、この方法を応用すれば可能です。うまく使いこなすと、状況が少し変わっても学んだスキルを使えますし、それまで引き金となっていた刺激が加わっても、別の反応ができるようにトレーニングすることもできます。

中でも臨床心理学者のイヴァ・ロヴァスによって練り上げられたロヴァス法は、一対一のトレーニングを長時間、集中的に行うもので、当時、不可能とされた回復を成し遂げたことで知られています。ロヴァスのオリジナルな方法は、週四十時間ものトレーニングを三年間継続するというものでしたが、自閉症の症状をもつ七歳の子ども十九人のうち約九割が、健常グループと比べて変わらないレベルにまで回復したのでした。

ＡＢＡのプログラムを幼いうちに四年間受けた自閉症児では、四十八％が通常学級で、うまく適応することができたという報告もあります。十分な効果を出すためには、週三十五〜四十時間のトレーニングを二、三年行う必要があるとされています。手間暇をかけることが求められるわけですが、知能の面でも社会適応の面でも、改善効果が立証された方法です。五歳未満の子どもが主な対象でしたが、児童や青年、成人にも、用いられるようになっています。

強化や罰といった方法に冷たい印象を受けるかもしれませんが、それは決してスパルタ式に教え込むということではありません。むしろ感情的にならずに、冷静な分析に基づいて、有効な介入法を考えていくのです。

ＡＢＡで用いられる技法には、学ぶべき点がたくさんあります。その一部を紹介しましょう。

①　小さな課題に分ける

応用行動分析では、何かに躓いているとか、何かができるようになりたいという場合、課題分析を行って、乗り越えるべき課題を把握しようとします。

その場合、大摑みに課題をとらえるのではなく、もっと小さな課題に分けて考えようとします。より具体的にその子、その人が乗り越えなければならない課題を把握し、一つ一つのハードルを下げることで、乗り越えやすくするのです。

たとえば学校に行けないといった問題を、不登校と一言でとらえてしまうと、何が本当の課題なのかもわからないまま、ただ学校に行けたか、行けなかったかという二分法で一喜一憂するだけに終わってしまいます。もう何ヶ月も行けなくなっている子がいきなり学校に行くというのは、ハードルが高すぎて、余計動けなくなってしまいます。朝起きる、準備をする、制服を着る、外に出る、途中まで行く、校門まで行く、別室や相談室まで行く、別室で友だちに会う、一時間だけ教室に入る……と小さく刻むことで、行動の変化が起きやすくなります。ときには予定していた以上に進めたりします。

それと同じで、「空気が読めない」というような大雑把な課題のとらえ方では、いったいどうしたらいいのかわからず、途方に暮れるだけです。「空気が読めない」ということは、どういう課題が集まった結果なのかを、もっと細分化して考えるわけです。

「相手の顔を見ていない」「話が聞き取れていない」といったことが原因になっているかもしれませんし、「次の段取りが頭に入っていない」ことや「その場面で、通常はどうするかを知らない」という見通しや社会常識の課題によるのかもしれません。「表情を読み取るのが苦手」とか「相手の気持ちを推測するのが苦手」といったメンタライゼーション（他人の気持ちを推測する能力）の課題によるのかもしれません。

課題を細分化することで、場面や相手に応じて具体的な課題や陥りやすい落とし穴を特定し、それを克服するためのトレーニングやリハーサル訓練をすることもできるわけです。

学習などで躓いている場合にも、この考え方はとても重要です。小さな課題に分けて、それを一つずつ克服していくというアプローチは成功確率も上がり、達成感が得られやすく、自己肯定感の向上にもつながります。

② 褒めることで強化する

罰を与えることよりも、褒めることのほうが、行動を変化させる力が強いことがわかっています。褒めたりご褒美を与えたりすることは強化と呼ばれますが、ＡＢＡでも、とても重要な手法となっています。逆に罰を与える方法は、期待した効果が得られにくく、弊害が多い方法です。

③　エラーレス・ラーニング（間違い排除学習）

多くの人がトレーニングにしろ学習にしろ、嫌になってしまうのは、うまくいくことよりも、失敗が多くなってしまうためです。最初は一生懸命取り組んだとしても、成果が出ず、うまくいかないことが重なると、モチベーションが失われていきます。注意されたり、恥をかいたりすれば、なおさら嫌気がさしてしまいます。罰を与えることが、行動の修正や学習にあまり効果がないのも、間違うことでモチベーション・ダウンが起き、自信が低下し否定的な感情が強まってしまうためです。

そこで、そうした弊害をできるだけ減らすために考えられたのが、エラーレス・ラーニング（間違い排除学習）という手法です。たとえば、できないことに取り組ませる場合、本人にできるまで試行錯誤させることはせずに、あらかじめヒントを与えたり、準備を施すことで間違いや失敗を減らすのです。小さな課題に分け、本人が少し努力すればできる課題をクリアしながら、段階的に難しい課題もクリアしていくという方法も、その一つだと言えます。正解を教えて、それを自分でやってもらうという方法も有効です。最初はヒントや手本をたっぷり与え、本人ができるようになるにつれ、ヒントを減らしていくという方法も使われます。

できないという否定的な体験を減らし、できるという体験を増やすことにつながるわけです。

④　注意の切り替え（リダイレクション）

ＡＳＤの子どもも大人も、一つのことに向かい始めると切り替えが難しく、その行動を繰り返しやすいと言えます。常同行動や自己刺激行為、自傷行為などにふけりやすいところもあります。そうした場合、注意や行動の方向転換を促す手法として用いられるのがリダイレクション（方向転換の意）です。

ポイントは、行動を変えさせようとするのではなく、新しい行動に誘うということです。興味のある別のものを差し出したり、本人が楽しめる行動に誘ったりする手法が使われます。決して、その行動にふけっていることを注意したり叱ったりせずに、別の行動にも楽しさがあると予感させたり、好奇心を刺激するような明るい声で「こんなのがあった！」と驚きの声を上げたり、「ねえねえ、〜しない？」と、わくわく感を振りまくとよいでしょう。

TEACCH

応用行動分析の方法に改良を加えたアプローチがいくつか生まれましたが、その中でももっとも広く普及しているのが、ノースカロライナ大学心理学部教授だったエリック・ショプラーが開発したＴＥＡＣＣＨです。ＴＥＡＣＣＨは、「自閉症およびそれに関連したコミュニケーションの障害を抱えた子どものための療育プログラム」という意味の英語の頭文字をとった略語です。

ロヴァス法に代表されるＡＢＡのプログラムが、集中的な訓練によって障害を改善していくという点に重きがおかれたのに対して、ＴＥＡＣＣＨはもっとゆったりとＡＳＤの子どもの特性を「自閉症の文化」として受け入れ、尊重したものとなっています。

たとえば聴覚的な情報処理が視覚的な情報処理に比べて苦手な傾向を考慮して、視覚的な絵や写真を多く用いることでＡＳＤの子が適応しやすい環境を整えようとします。コミュニケーションにおいても物や場所、動作、状態などを描いた絵カードを用い、それを示すことで意思疎通を助けます。コミュニケーションのハードルが下がることで、相互的なやりとりもスムーズになるのです。課題に取り組む場合も、課題の具体的内容だけでなく、時間（または範囲）、終了時刻、終わった後は何をするかといった段取りを具体的に伝えます。本人の特性に配慮して環境を整え、やり方を工夫することで、適応を高め、本人の能力を活かそうとします。

こうした考え方は、企業がＡＳＤの人を雇用する場合の一般的な方針となっています。奇跡的な回復を遂げることは素晴らしいですが、そうしたケースは一部にとどまり、多くのケースでは固定化した障害と、本人も周囲もつき合っていかねばならないというのが現実です。

特に年齢が上がると、障害特性そのものを回復させることは非常に難しくなります。その場合、改善ばかりを期待することはかえって重荷になり、安定にもマイナスです。むしろ、その子、その人の特性、個性として受け入れ、共存を図っていくということのほうが双方にとって望ましいのです。

ＤＩＲ理論とフロアタイム

ＤＩＲは、児童精神科医のスタンレー・グリーンスパンが開発した包括的なＡＳＤの訓練的アプローチで、家庭で行うことを重視している点が特徴です。ＤＩＲのＤは

Developmental（発達段階に応じた）、ＩはIndividual difference（個人差に配慮した）、ＲはRelationship-based（対人関係に基づいた）です。

その三つのキーワードが示すように、ＤＩＲはＴＥＡＣＣＨよりもさらに柔軟性を高め、個々のケースの段階や特性や関係に応じたトレーニングを目指そうとするものです。ＤＩＲでは、六つの発達段階のどこにいるかをまず把握し、それに基づいて取り組むべき課題を考えます。

それぞれクリアすべき六つの段階とは、次のようなものです。

①注意の共有
②楽しいかかわり
③非言語による双方向のコミュニケーション
④やりとりをしながら問題を解決する
⑤気持ちを言葉にする
⑥状況を説明する

これは、とても優れた発達段階の指標だと言えます。その子、その人のいる段階をまず把握します。④の「やりとりをしながら問題を解決する」の「やりとり」は言語的なやりとりというよりも、非言語的なやりとりのことを意味します。つまり言語的なコミュニケーションの段階は、⑤より後ということになります。実際のトレーニングは「フロアタイム」と呼ばれます。その意味は、家族が床に腰を下ろして、その子の目線の高さに合わせて、一緒に取り組むということです。

方法や内容は、先に紹介したカウフマン夫妻がラウンに行った方法と、ほとんど同じと言ってよいでしょう。本人に主導権を委ね、ただそれについていくというのがもっとも重要な原則です。そして決して教えるのではなく、本人の世界に寄り添い、本人の遊びが妨げられないようただ見守りながら、やりとりを広げていくのです。

一方は、素人が手探りで編み出したもので、こちらは専門家である児童精神科医が開発したものですが、行き着くところは、同じなのかもしれません。

ＲＤＩ（対人関係発達指導法）

ＲＤＩ（対人関係発達指導法）は、ＡＳＤやＡＳＤ傾向をもった幅広いレベルの児童、青年を対象とし、ことに対人関係の発達を促すことを重視したプログラムで、協調や共同作業、仲間作りができるレベルを目指します。注意を共有するステージ1から始めて、仲間作りができるステージ12まで、段階に沿って、一段ずつ成長できるようになっています。専門の療法士によって行われます。

SST（ソーシャルスキルズ・トレーニング）

ＳＳＴは、ＡＳＤの児童、青年、成人のトレーニングに広く取り入れられた社会的スキルの訓練法です。実践的な学びを重視し、場面を設定し、会話のスキルや対人関係のもち方を練習します。手本を見せて、それを真似するモデリングや役割を決めて演じるロールプレイの方法がよく用いられます。

これまでＳＳＴはグループで行われることが多かったのですが、人前で話すのが苦手な人ほどハードルが高くなりがちで、またせっかく参加しても、発言やパフォーマンスの機会が限られ、トレーニング効果が得られにくいという課題がありました。

最近では、むしろ個別のトレーニングが重視されるようになっています。本人の課題やレベルに合わせてトレーニングできるため、改善が得られやすいと言えます。

幼児や低学年の児童の場合は、プレイセラピーの中でのやりとりが自然なトレーニングになりますし、そのほうがむしろ効果的です。この場合も、個別で行うのが基本です。

高学年以上の児童や成人のケースでは、トレーナーが訓練内容を決めて、それをやらせるという従来の方法よりも、じっくりカウンセリングを行い、自分の気持ちを話したり自分の行動を振り返ったりする中で自分なりに課題を見極め、身につけたいスキルを明確にしたうえで実践的なトレーニングを行うという方法が、モチベーションも高くなり効果的です。やりとりと主体性を大切にすることで、行動の変化につながりやすいのです。ある程度会話することや人と接することに関心や意欲が高まった段階でグループセッションに導入すると、入りやすいですし、効果も得られやすくなります。

ソーシャルストーリーや心理教育で暗黙のルールを学ぶ

ＡＳＤの人は社会的な関心の目覚めが遅く、対人関係のルールにも疎いことが多いと言えます。世の中の暗黙のルールというものを知らないため、無頓着に行動して周囲を不快にしたり、引かれてしまったりしやすいと言えます。人づき合いや社会生活の暗黙のルールを学ぶのに有効な方法として、ソーシャルストーリーがあります。

たとえば人と適度な距離をとらなければならないという暗黙のルールを理解していないと、過度に近づきすぎたり、初対面でいきなりぶしつけな質問をして相手を面食らわせてしまいますが、それをたとえば次のような文章にして、学べるようにするのです。

「犬と犬が道路で出会うと、どんなことが起きるか知っていますか？　お互い警戒して、うなったり、吠《ほ》えたりすることもありますね。動物は、自分の縄張りをもっていて、そこに他の存在が入ってこないようにするのです。

　そこまでではありませんが、人間も他人が近づくことに警戒心や不安を感じます。人間の場合は怒鳴ったりケンカしたりということにならないように、相手をおびやかさないように、ほどよい距離をとるという暗黙のルールをみんなが共有しているのです。そのルールは一々教えてくれませんが、社会生活の中で自然に学ぶものです。

　そのルールを無視して近づきすぎたりすると、相手は警戒し、非常識な人と思われてしまいます。ほどよい距離には何メートルという物理的な距離だけでなく、いきなり話しかけたりしないことや、ほどよい話題を選ぶといったことも含まれます。

　逆に、何度か会って話したことがあるのに距離をとりすぎて無視するような態度をとることも、相手に不信感を抱かせます。親しさの度合いに応じ、どれくらいの距離や態度がちょうどよいか、考えてみましょう」

　これは、ソーシャルストーリーの一例ですが、同時に、ほどよい距離をとるという社会的スキルを学ぶための心理教育の導入にもなっています。親しさに応じて、具体的に、適切な距離や接し方、話題などについて話し合いながら学んでいくとよいでしょう。成人のＡＳＤのケースでは、心理教育で暗黙のルールを学んでいくことが、対人スキルの向上にとても役立ちます。

愛着アプローチ

ＡＳＤのプログラムのほとんどは幼児、児童を中心としたものです。しかし、先にも触れたようにＡＳＤにからんだ深刻な問題は、子どもよりもむしろ大人で起きていると言っても過言ではありません。そうしたケースは、従来のアプローチでは対象外のことも多いのです。

そうした中、子どもにも大人にも使えて、また純粋のＡＳＤだけでなく、虐待や心的外傷といった問題も交じった難しいケースにも適用できる方法が、筆者が開発した愛着アプローチです。

愛着アプローチは、非行や薬物依存のケース、自傷などを繰り返す境界性パーソナリティ障害のケースの回復を助けるための実践的な方法として生まれたものです。そうしたケースは発達の課題とともに、虐待やネグレクト、養育者の交代などによる愛着障害を抱えていることが多く、大変改善が難しいケースばかりでした。そうしたケースを、ときに劇的に回復させる方法として使われ始めたのです。

その方法の原理は子ども（パートナー）を無理に変えようとするのではなく、むしろ親（もう一人のパートナー）を支え、トレーニングして、本人に対するかかわり方を変えるということです。

本人もトレーニングに取り組むことでより効果的になりますが、本人にその意思がない場合でも適用でき、しばしば劇的に状況を改善します。周囲が安全基地となり、本人の安心感を脅かさないことで状態が落ち着くのです。

このアプローチは、不安定な愛着がベースにある慢性的なうつや自傷のケースはもちろん、発達障害や適応障害、依存症、摂食障害などのケース、親子関係や夫婦関係がからむ問題に力を発揮します。

うつでも、何年も治療しているのに一向によくならないという場合、不安定な愛着がベースにあることが多いことがわかっています。その部分を改善しないと、本当の回復にはつながらないわけです。

発達障害の中でも、ＡＳＤやＡＤＨＤは、オキシトシン・システムの機能低下が関係しているケースが多く、愛着を安定させる取り組みが有効なことは生理学的にも理にかなっていると言えます。

注意したり、指導したり、否定的なことを言ってしまうなどのかかわり方をほんの少し変えることで安全基地機能が高まると、ＡＳＤのお子さんもパートナーも、特に何かをしろと言わなくてもよい方向に変わり始めます。

そこからみえてくるのは、応答性や共感性を忘れがちなのは、問題視されている本人だけではないということです。いつしか周りも一方的な評価や指導をしてばかりになり、応答性や共感性を忘れてしまうのです。本人がそれを育むためには、周りがまず対応を変え、手本を見せていかなければならないということです。

メンタライゼーション・トレーニング

ＡＳＤの根本的な障害は、それが過敏さによるにしろ、あるいは心の理論の未発達や固執性によるにしろ、自分の視点から他の視点への切り替えが難しく、そこにとらわれてしまうということです。自分の視点への固執と視点の切り替えの困難が、実際に生じるトラブルや生きづらさの大きな原因となっています。本人も周囲も困ってしまうのは、まさにその点なのです。

メンタライゼーションは立場や視点を切り替える能力のことですが、メンタライゼーションに基づく心理療法が最初に開発されたのは、自傷や自殺企図を繰り返す境界性パーソナリティ障害の治療においてでした。筆者は、それをもっと使いやすく、効率的に行えるトレーニング法に改良し、メンタライゼーション・トレーニングとして境界性パーソナリティ障害をはじめとする愛着障害のケースに導入し、両価型愛着改善プログラムなどで使われています。

その後、両価型、回避型、恐れ・回避型の各愛着改善プログラムは、大人のＡＳＤのケースのトレーニングにも適していることがわかり、活用されています。

メンタライゼーション・トレーニングは単に社会的スキルを高めるだけでなく、愛着を安定させ、安全基地となる存在を獲得したり、よい関係を育み、維持したりすることにもつながり、またストレスや過敏性の改善にも役立つため、ＡＳＤの人だけでなく、自己否定感や傷つきやすさ、親密な人間関係構築がうまくいかないといった悩みを抱えている方には適していると思われます。

大人の有利な点は、自分を振り返り、客観的に考える力が子どもよりは高いということです。その利点を活かして、メンタライゼーション・トレーニングを行うことで、自分や他者の見方そのものを変えていけるのです。

おわりに
人が成長することの真実

自閉スペクトラム症は、医療の専門家にとっても、心理学や教育の専門家にとっても、克服が困難ですが、踏破しがいのある巨大な峰の一つであり続けていると言えるでしょう。多くの困難な問題と同様、原因も単一ではなく、多様な要因がからまり合った問題です。近代的な社会において急増するという事態は、まさに近代化に伴う、生活や社会の変容の所産であることを暗に示してきましたが、それが単なる憶測ではなかったことが裏づけられようとしています。

われわれが「進歩」と誇らしく呼び、突き進んできた道が、同時にもたらした負の側面の一つであるということを受け止めつつ、それを乗り越える手立てを探し続けてきました。「進歩」がもたらした負の側面に向かい合い、問題を洗い出し、一つ一つ丁寧に手を打って、回復のための作業を積み重ねてきた結果、ようやく希望の光明が見えようとしています。

原因が遺伝子だけで説明されていた時代、自閉症は回復困難な障害でした。しかし、いまや原因についての理解も大きく変わってきています。環境によって起きている部分が少なくないということは、生まれもったもので、変えようがないのだと諦めなくてもよくなろうとしているということです。

まだ道は途上とは言え、回復や改善の可能性は大きく広がろうとしています。革命的とも言えるパラダイムシフトと、常識を破るブレークスルーが次々と起きているのです。本書では、七分の三の紙数を治療や改善のアプローチに費やしましたが、それは、そうした新しい動きを知ってほしかったからです。何か一つでもヒントになれば幸いです。

しばしば大きな困難を克服する過程では、思いがけない発見や副産物が生まれるものです。そして、その過程でＡＳＤの問題を超えた、より普遍的な人間の真実に出合うことも多いと言えます。

ＡＳＤの問題を通して、そうした体験をしていただければ、筆者として冥利に尽きると言えます。

最後になりましたが、いつも根気強く原稿を待ってくださり、きめ細やかな心配りを怠らない幻冬舎新書編集部の四本恭子氏に、感謝の意を記したいと思います。

二〇二〇年早春

岡田尊司

主な参考文献

『ＤＳＭ-５ 精神疾患の診断・統計マニュアル』日本精神神経学会・日本語版用語監修、髙橋三郎・大野裕監訳、医学書院、２０１４

『日本版 青年・成人感覚プロファイル ユーザーマニュアル』Catana Brown & Winnie Dunn著、辻井正次日本版監修、萩原拓・岩永竜一郎・伊藤大幸・谷伊織日本版作成、日本文化科学社、２０１５

『自閉症とアスペルガー症候群』ウタ・フリス編著、冨田真紀訳、東京書籍、１９９６

『アスペルガー医師とナチス 発達障害の一つの起源』エディス・シェファー著、山田美明訳、光文社、２０１９

『イギリス・ルーマニア養子研究から社会的養護への示唆 施設から養子縁組された子どもに関する質問』マイケル・ラター他著、上鹿渡和宏訳、福村出版、２０１２

『自閉症児のためのＴＥＡＣＣＨハンドブック――改訂新版 自閉症療育ハンドブック（ヒューマンケアブックス）』佐々木正美著、学研プラス、２００８

『自閉症・アスペルガー症候群のＲＤＩアクティビティ【子ども編】』スティーブン・Ｅ・ガットステイン、レイチェル・Ｋ・シーリ著、榊原洋一監訳、明石書店、２００９

『自閉症／アスペルガー症候群 ＲＤＩ「対人関係発達指導法」――対人関係のパズルを解く発達支援プログラム』スティーブン・Ｅ・ガットステイン著、杉山登志郎・小野次朗監修、足立佳美監訳、坂本輝世訳、クリエイツかもがわ、２００６

『ＰＲＴ〈Pivotal Response Treatment〉の理論と実践：発達障がい児のための新しいＡＢＡ療育』ロバート・Ｌ・ケーゲル、リン・カーン・ケーゲル著、小野真・佐久間徹・酒井亮吉訳、二瓶社、２０１６

『自閉症スペクトラムへのABA入門――親と教師のためのガイド』シーラ・リッチマン著、井上雅彦・奥田健次監訳、テーラー幸恵訳、東京書籍、２０１５

『発達障害のある子どもの視覚認知トレーニング――教室・家庭ですぐできる!(ヒューマンケアブックス)』本多和子著、学研プラス、２０１２

『自閉症のDIR治療プログラム』S・グリーンスパン、S・ウィーダー著、広瀬宏之訳、創元社、２００９

『自閉症革命「信じることを見る」から「見たことを信じる」へ』マーサ・ハーバート、カレン・ワイントロープ著、白木孝二監訳、星和書店、２０１９

『ポリヴェーガル理論入門:心身に変革をおこす「安全」と「絆」』ステファン・W・ポージェス著、花丘ちぐさ訳、春秋社、２０１８

『クレニオ・セイクラル・セラピー――ナチュラル・ヒーリングの試金石』ジョン・E・アプレジャー著、細山田紀子訳、たにぐち書店、２００５

『回避性愛着障害　絆が希薄な人たち』岡田尊司著、光文社新書、２０１３

『愛着アプローチ　医学モデルを超える新しい回復法』岡田尊司著、角川選書、２０１８

『ADHDの正体　その診断は正しいのか』岡田尊司著、新潮社、２０２０

“Outsmarting Autism, Updated and Expanded: Build Healthy Foundations for Communication, Socialization, and Behavior at All Ages”, Patricia S. Lemer, North Atlantic Books; Expanded, Updated版、2019

“Autism Breakthrough The groundbreaking method that has helped families all over the world” Raun K. Kaufman, St. Martin’s Griffin, 2014

"Autism and Asperger Syndrome (The Facts Series)" Simon Baron-Cohen, Oxford University Press, 2008

"A Parent's Guide to Asperger Syndrome and High-Functioning Autism: How to Meet the Challenges and Help Your Child Thrive" Sally Ozonoff, Geraldine Dawson, James McPartland, Guilford Press, 2002

Stein et al., "Obstetric Complications in Individuals Diagnosed With Autism and in Healthy Controls" , Compr Psychiatry, 2006;47(1):69-75.

van den Boom, "The Influence of Temperament and Mothering on Attachment and Exploration: An Experimental Manipulation of Sensitive Responsiveness Among Lower-Class Mothers With Irritable Infants." 1994 Oct;65(5):1457-77.

著者略歴

岡田尊司《おかだたかし》

一九六〇年香川県生まれ。精神科医。医学博士。作家。

東京大学文学部哲学科中退。京都大学医学部卒。

同大学院にて研究に従事するとともに、パーソナリティ障害や発達障害治療の最前線で活躍。

山形大学客員教授として、研究者、教員の社会的スキルの改善やメンタルヘルスの問題にも取り組む。

現在、岡田クリニック院長（大阪府枚方市）、日本心理教育センター顧問。

『アスペルガー症候群』『境界性パーソナリティ障害』『人はなぜ眠れないのか』『あなたの中の異常心理』『うつと気分障害』『発達障害と呼ばないで』『過敏で傷つきやすい人たち』（すべて幻冬舎新書）など著書多数。

小説家・小笠原慧としても活動し、作品に、横溝正史賞を受賞した『ＤＺ』『風の音が聞こえませんか』（ともに角川文庫）などがある。

幻冬舎新書 593

自閉スペクトラム症
「発達障害」最新の理解と治療革命

二〇二〇年七月三十日 第一刷発行
二〇二三年八月二十五日 第四刷発行

著者 岡田尊司
発行人 志儀保博
編集人 小木田順子
編集者 四本恭子

発行所 株式会社 幻冬舎
〒一五一-〇〇五一 東京都渋谷区千駄ヶ谷四-九-七
電話 〇三-五四一一-六二一一(編集)
〇三-五四一一-六二二二(営業)
公式HP https://www.gentosha.co.jp/

ブックデザイン 鈴木成一デザイン室
印刷・製本所 中央精版印刷株式会社

検印廃止

Printed in Japan ISBN978-4-344-98595-7 C0295
お-6-12

*この本に関するご意見・ご感想は、左記アンケートフォームからお寄せください。
https://www.gentosha.co.jp/e/

幻冬舎新書

幻冬舎新書